JN057055

やすらぎの 在宅医療を求めて

あなたのまちの地域包括ケアシステム

齋藤泰子　鈴木育子
梁原裕恵　柴野裕子

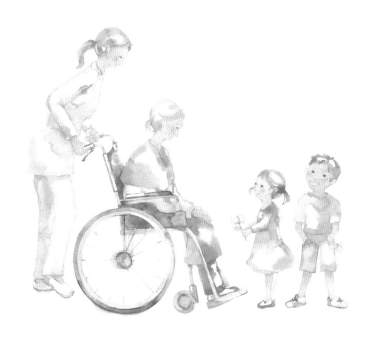

秀明大学出版会

はじめに

自宅で最期まで療養することをめざす在宅看護
～いつも自宅で時々入院～

　皆さんは、人生の最終段階を迎えたとき、どこで過ごしたいと考えますか。厚生労働省が行った看取りに関する調査によると、「自宅で最期まで療養したい」と回答した人の割合は約1割で「自宅で療養して、必要になれば医療機関等を利用したい」という人と合わせると、約6割の国民が「自宅で療養したい」と思っているとのことです。

　一方で、6割以上の方が、最後まで自宅で療養することは困難であると考えていることもわかっています。その理由は、「介護してくれる家族に負担がかかる」「病状が急変したときの対応に不安がある」「病状急変時すぐに入院できるか不安である」「往診してくれる医師がいない」「訪問看護の体制が整っていない」「介護してくれる家族がいない」というもので、在宅医療・看護・介護の体制への不安がうかがえます。

　これまで、わが国の医療は病院中心に行われてきましたが、急速な少子高齢化という社会問題を背景に、近年は病院中心から在宅医療・看護・介護へ舵をきりました。完治しない病気や障がい、高齢になっての一人暮らし、認知症などのために自立した生活が困難になった人でも、住み慣れた地域で、自分らしく最期まで暮らし続けることができるよう、地域全体で支え合う仕組み「地域包括ケアシステム」の構築が課題になっています。

　では、病気になっても住み慣れた自宅で療養生活をして、病状が急変した際に入院する「いつも自宅で時々入院」という暮らしはどうしたらできるでしょうか。それには、次のことが重要であると言われています。

一つは、「自助」＝「自分のことは自分でする、自ら健康管理（セルフケア）をするなど自分の生活や健康を自らの力で維持すること」、二つ目に「互助」＝「友人・知人、近所同士の助け合いやボランティア活動、住民同士の助け合い」、三つ目に「共助」＝「社会保険制度及びサービスを共有する者の支え合い」、そして「公助」＝「自助・互助・共助では解決できない課題に対する福祉のような税金による支え合い」。これらがバランスよく地域につくられていることが必要です。

　さて、在宅看護（Home Health Nursing）とは、「あらゆる年代の病気や健康障がいのある人々や健康障がいに陥るリスクのある人々とそれを取り巻く家族、コミュニティ（地域を含む）に対して、生活の場で提供する看護」と定義されています。そして在宅看護では、対象者の日常生活の自立と生活の質（Quality of Life）をよりよく保つことを目的に、医療ケアや生活支援、リハビリテーション、看取りの支援を行います。

　フローレンス・ナイチンゲールは19世紀に、手紙の中で在宅看護の重要性を次のように示しています。

　「病院というものはあくまで文明の途中の一つの段階を示しているにすぎない。（中略）究極の目的はすべての病人を家庭で看護することである」

　当時の欧米諸国における病院は、比較的貧困な病人が食事と休息を得るための場所であり、医療施設というよりも救貧院といった福祉施設のようなものであったそうです。富裕層は寄付などによって病院を財政面で支えていたものの、自らは自邸、つまり家庭で手厚い看護を受けていました。そのような背景の中でナイチンゲールは前述のように考え、在宅看護の意義を提言したわけです。

社会学者の猪飼周平氏が著した『病院の世紀の理論』（有斐閣）では、20世紀は病院の世紀とし、21世紀は在宅の世紀となることを示唆しています。医療にとって20世紀とは、病気の原因を取り除く＝「治療」すること、Cureに重点が置かれた時代であり、21世紀は病気を抱えながらも自宅・家庭という生活の場で看護・介護を受けるCareの世紀になろうとしています。その具現化がまさに「地域包括ケアシステム」であると言えるのです。

　本書では、第1章で「在宅医療の現状と課題」を取り上げ、続く第2章では「地域包括ケアシステム」について触れていきます。そして第3章では、「在宅医療に関する制度や法律」に関して言及し、第4章で千葉県八千代市の事例として在宅医療・看護に携わる方々と、わが国の在宅看護のパイオニアである秋山正子さんに語っていただいています。

　皆さん一人ひとりが「自宅で最期まで療養する」ことができるよう "自助＝自分づくり" をし、ご自身やご家族が在宅療養せざるを得なくなったいざというときの "互助・共助・公助＝地域づくり" に役立つことを願っています。

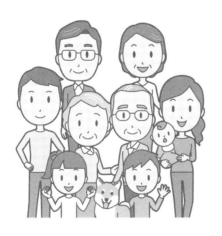

表紙・カバー・扉＝PIXTA

お困りごとはありませんか？

親族が退院をすすめられている方・・・脳梗塞で麻痺の残る妻を一人家に残して仕事に行くのは心配でできない。介護休暇制度を利用しても期間限定だし……。介護を理由に退職しても、一人で面倒を見る自信がない、など。

親族のもの忘れが気になる方・・・最近、特に目が離せなくなってきて気が休まらない感じがする。身だしなみに気をつかわなくなった。夜中に起き出し歩き回ったり騒いだりするようになった。着替えやお風呂に入るのを嫌がるようになった。このまま家で生活していけるだろうか、など。

一人暮らしの方・・・自分のライフスタイルは守りたい、人の世話にはなりたくない、できるだけ前向きに一人で頑張りたい、人に干渉されずに一人で気楽に暮らしたい……。とは言っても、健康状態が悪くなったときや孤独死の不安がある。健康状態がよくない。安否確認の方法を気にしている、など。

⇩

> まずは、
> 地域包括支援センターに
> 相談してみましょう ☞P.69

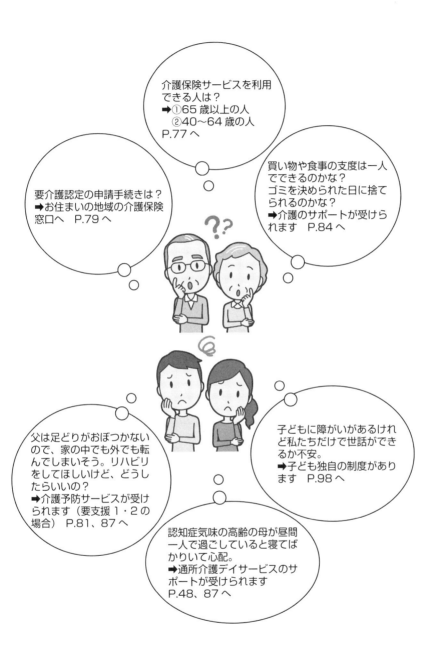

介護保険サービスを利用
できる人は？
➡①65 歳以上の人
　②40〜64 歳の人
P.77 へ

買い物や食事の支度は一人
でできるのかな？
ゴミを決められた日に捨て
られるのかな？
➡介護のサポートが受けら
れます　P.84 へ

要介護認定の申請手続きは？
➡お住まいの地域の介護保険
窓口へ　P.79 へ

父は足どりがおぼつかない
ので、家の中でも外でも転
んでしまいそう。リハビリ
をしてほしいけど、どうし
たらいいの？
➡介護予防サービスが受け
られます（要支援１・２の
場合）P.81、87 へ

子どもに障がいがあるけれ
ど私たちだけで世話ができ
るか不安。
➡子ども独自の制度があり
ます　P.98 へ

認知症気味の高齢の母が昼間
一人で過ごしていると寝てば
かりいて心配。
➡通所介護デイサービスのサ
ポートが受けられます
P.48、87 へ

在宅医療 Ⓠ & Ⓐ ～よくあるご質問に答えます～

Q. 在宅でどこまでしてもらえるの？

A．入浴の介助や清拭、食事や服薬の介助、着替えや排せつの介助、通院などの付き添いといった身体介護から、食事の支度や後片付け、買い物や薬の受け取り、掃除やゴミ出しといった生活援助まで受けることができます。

　サービスを利用するには、介護保険の認定審査を受けることが必要です。まずは、お住まいの市町村・23の特別区へ要介護認定（要支援認定を含む）の申請をして、要支援や要介護の認定証の発行を受け、ケアマネジャーと相談してサービス計画を決めます。

　認定された区分によって受けられるサービスの種類や回数、自己負担の費用が変わります。訪問看護と訪問リハビリは医療保険の場合と介護保険の場合があり、どちらも医師の指示のもとに訪問します。

　訪問診療は医師による診療ですので、医療保険での受診となります。原則的に月2回の診療に加え、24時間体制で対応しており、緊急時には必要に応じて臨時往診や入院先の手配などを行います。

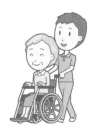 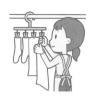 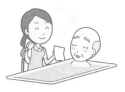

Q．在宅療養ではどんな人がサポートしてくれるの？

A．主に次の職業の人です。

▽訪問診療医（在宅医）

　定期的な訪問診療と緊急時の対応をします。痛みや症状のコントロール、病状についての説明など行い、病院医師と連携して治療します。

▽訪問看護師

　病状に合わせて医師の指示により血液検査や点滴、褥瘡（床ずれ）などの医療処置をします。療養者や家族の困りごとの相談にのります。

▽ホームヘルパー（介護士）

　通院の付き添い、排せつや入浴の介助をします。買い物や調理、掃除や洗濯といった家事のお手伝いもします。

▽ケアマネジャー（介護支援専門員）

　介護保険制度で、要支援・要介護の認定を受けた人からの相談を受け、自宅でどんな支援を受けられるか療養者や家族と一緒に考え、計画を立てます。

▽理学療法士・作業療法士

　上手な体の動かし方や筋力維持のためのリハビリテーション、介助の仕方や福祉用具の選択、実際の使用方法の説明などをします。

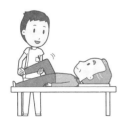

▽薬剤師

薬の説明や使用方法、副作用に対する疑問に答えます。飲み忘れの防止や飲みやすい剤形の検討など一人ひとりに合った服薬方法の説明をしたり、処方された薬を毎食後に分けて一包化したり、自宅に出向いて説明もします。

▽訪問歯科医

通院困難な方を対象に、歯科医や歯科衛生士が自宅に出向き、むし歯や歯周病などの治療や入れ歯の作製・修理、口腔ケアなどをします。誤嚥性肺炎の予防や食べる楽しみの回復など、口腔機能のリハビリテーションもします。

歯科医が直接利用者の食生活の場面などを見ることで、きめ細かく調整でき、生活や介護の状況も理解しやすいので、より適切な口腔ケアを提案できます。費用は医療保険や介護保険が適用されます。

▽ボランティア

話し相手になったり、身の回りのちょっとしたことを助けたりします。

Q．一人暮らしでも自宅で最期まで療養できるの？

A．介護ヘルパー（訪問介護）を受けながら一人で暮らす方も増えています。

病気や障がいのために医療機関へ通院することが困難な人は、在宅医療による訪問診療の適応となります。毎日誰かが無事かどうかを確かめる仕組みをつくることで、誰もいないときに亡くなることがあったとしてもある程度予期していた看取りとされ、訪問医の診察で死亡診断書を作成してもらうことができます。

Q．入院や施設と比べて費用の違いは？

A．病気や年齢、お住まいの地域や健康保険の種類、年収によって金額は変わり、とても複雑ですので一概に答えられませんが、病院や施設での療養と比較すると費用負担は低く抑えられると言われています。

　高額療養費制度をはじめ障がいや難病の方が利用できる制度、生活保護などの制度を利用して療養環境を整備することも医療機関の役割です。ぜひ一度、医療機関の事務やソーシャルワーカーに相談してみることをお勧めします。

Q．在宅医療は高齢者だけが対象？

A．高齢者だけでなく、０歳児からすべての人々が対象です。

　在宅医療は生活を支える医療ですので、病気や障がいで医療的処置が必要な状態にあっても、自宅で家族や趣味に囲まれて生活を続けたいという願いを叶えることができます。

Q．在宅でも入院と同じ医療を受けられるの？

A．在宅医療を受けるための条件の一つに、ある程度病状が落ち着いていることがあります。したがって、酸素療法をしていたり人工呼吸器をつけていたりする状態、あるいは点滴をしていても、尿を出すための管が入っていても、病状さえ落ち着いていれば自宅で医療を受けることが可能です。

　在宅医療では、携帯型の超音波診断装置や携帯型のレントゲン撮影装置も開発されており、自宅でも入院中と同じような医療を受けることができます。

Q．24時間訪問診療してくれる医療機関を探したいけれど、どこに相談したらいいの？

A．大きな病院では、「地域療養支援センター」「入退院支援センター」「医療連携センター」「地域連携室」などという名称の窓口に医療ソーシャルワーカー（MSW）という専門家がいます。医療ソーシャルワーカーは、自宅に近い訪問診療所を教えてくれたり、その診療所の特徴を教えてくれたりもします。

※インターネットでも検索できます。

日本訪問診療機構ホームページ　在宅療養支援診療所検索サイト

http://jvmm.jp/zaitaku-intro.php（2020年12月現在）

Q．自宅での療養を決めたら準備することは？

A．自宅で生活をしていくためには、先を見据えて早めに準備をしておくことが必要です。

　まずは、環境を整えることが肝心です。歩行が困難になる前に、手すりや段差を解消するスロープをつけたり、トイレを洋式に替えたり、床や通路面の材料を滑りにくいものにしたり、開き戸を折り戸やアコーディオンカーテンに取り替えたりします。

　どんな改修が必要かよくわからないときには、ケアマネジャーか地域包括支援センターの職員にアドバイスを受けましょう。

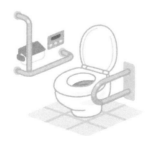

こうした住宅改修は、介護保険の住宅改修費の対象となり、介護保険の認定区分にかかわらず、改修費20万円（支給は18万円まで）の補助があります。ただし、工事をした後の補助申請は受け付けられませんので注意が必要です。住宅改修費利用の実績のあるリフォーム会社を選ぶと、条件に見合う工事をしてくれるので安心です。

Q．在宅医療を中断して入院することはできる？

A．病態によっては中断して入院することができます。

　治癒への期待が高い病態では、入院して積極的な治療を受けることが必要です。大切なのは、療養者やご家族が幸福な生活を営めるように、治療を選択することです。

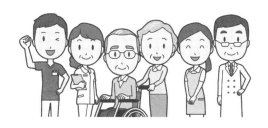

Q．訪問看護とはどんなサービス？　まずは誰に相談すればいい？

A．看護師が自宅に訪問して、病気や障がいに合わせた看護を行います。

　健康状態の悪化防止や回復に向けてのお手伝いをするのはもちろん、主治医の指示を受け病院と同じような医療処置も行います。また、自宅で最期を迎えたいという願いに沿った看護も行います。サービス内容は次の通りです。

　　・健康状態の観察
　　・病状悪化の防止・回復

・療養生活の相談とアドバイス

・リハビリテーション

・点滴注射などの医療処置

・痛みの軽減や服薬管理

・緊急時の対応

・主治医・ケアマネジャー・歯科医師との連携

　など

　サービスを受けたい場合、受診している医療機関（主治医）やお近く
の訪問看護ステーション、地域包括支援センター、居宅介護支援事業所
（ケアマネジャー）、病院の医療連携室で相談できます。

　介護保険の場合はケアプランに沿って、1回の訪問時間は20分、30分、
1時間、1時間半の4区分があります。

　医療保険の場合は通常週3回まで、1回の訪問時間は30分から1時
間半程度です。

※ご本人やご家族のご希望を伺って、どのくらい訪問するかを決めます
　が、病態や状態によって毎日伺うこともできます。

Q．主治医（かかりつけ医）とはどんな医師？

A．かかりつけ医とは、健康に関することを何でも相談でき、必要なと
きは専門の医療機関を紹介してくれる身近にいて頼りになる医師のこと
です（日本医師会）。訪問看護を受けるには主治医（かかりつけ医）の
指示が必要です。

　具体的には、入院や高度な設備での検査が必要になった場合、診療科

の異なる医師にかかりたい場合に適切な医療機関を紹介し、定期的な健康診断やインフルエンザなどの予防注射、高血圧症や糖尿病といった慢性的な病気の診察をします。

　介護保険の申請には、かかりつけ医の主治医意見書が必須です。認知症を早期に診断して適切な医療につなげ、進行を遅らせたり、ご本人の不安や介護する家族の負担を軽くしたり、在宅医療が必要な人には訪問診療をします。

　また、将来の人生をどのように生活をして、どのような医療や介護を受けて最期を迎えるか。人生の最終段階における医療についても、かかりつけ医はご本人・家族と一緒に考え、介護保険の相談や必要に応じて専門医、ケアマネジャー、看護師などとともに、ご本人や家族の生活を支えています。

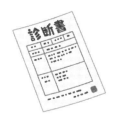

※ご自身の考えを心づもりとしてご家族や近しい人、医療やケアの担当者とあらかじめ表しておく取り組みを「アドバンス・ケア・プランニング（ACP）＝人生会議」と呼びます。

　他にも、かかりつけ医は、地域の保育園や幼稚園の園医や学校医として健康診断や健康相談、職場での健康管理を職務とする産業医として活動しています。

Q．訪問看護にかかる費用は？

A．自己負担の金額は原則1割から3割負担です。保険の種類や所得、年齢によって異なります。自己負担を軽くする制度として、高額介護サービス費、高額療養費制度、公費負担医療制度などがありますので訪問看護師に相談してください。

Q．訪問看護だけで在宅療養できる？

A．訪問看護師は保健、医療、福祉、行政、福祉用具や医療機器の専門職、地域のボランティアの方々と連携して24時間体制でその方の生活を支えます。

Q．訪問介護士は何をしてくれるの？

A．医療や看護との連携で安全確保ができていれば、介護職員でも一定の研修を受けると痰の吸引や経管栄養などの医療処置ができるようになりました（社会福祉士及び介護福祉士法改正2012年4月）。医療行為にあたらない介護職員ができるものとして、下記のことがあります。

○痰の吸引
○体温測定
　・水銀体温計・電子体温計により腋下で体温測定
　・耳式電子体温計により外耳道で体温測定
○血圧測定
　・自動血圧測定器による血圧測定
○パルスオキシメータの装着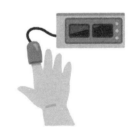
　・新生児以外のもの
　・入院治療の必要がないもの

・動脈血酸素飽和度の測定を目的とするもの

○軽微な切り傷、擦り傷、やけど等の処置

　・専門的な判断や技術を必要としない処置（汚物で汚れたガーゼの交換を含む）

○医薬品の使用の介助

　・皮膚への軟膏の塗布（褥瘡の処置を除く）

　・皮膚への湿布の貼付

　・点眼薬の点眼

　・一包化された内用薬の内服（舌下錠を含む）

　・肛門からの坐薬挿入

　・鼻腔粘膜への薬剤噴霧

※いずれの場合も、療養者の状態が安定しており、医師や看護師による容態の経過観察が必要でないときに限られます。

※体温測定や血圧測定で「高い、低い」などの医学的判断についてはできません。

※内用薬は誤嚥の可能性、坐薬については肛門からの出血の可能性など、当該医薬品の使用の方法そのものについて専門的な配慮が必要でないときに限られます。

○爪切り・爪やすり

　・爪そのものに異常がない

　・爪周囲の皮膚にも化膿・炎症がない

　・糖尿病等の疾患で専門的な管理が必要でない

○日常的な口腔内ケア

　・重度の歯周病等がない場合

・日常的な口腔内の刷掃・清拭

・歯ブラシや綿棒又は巻き綿子で、歯、口腔粘膜、舌の汚れを取り除き清潔にする

○耳垢の除去

・耳垢塞栓の除去はしない

○ストマ装具のパウチにたまった排せつ物を捨てる

・肌に接着したパウチの取り替えはしない

○自己導尿の補助のためのカテーテル準備、体位の保持

・自己導尿を補助するため、カテーテルの準備、体位の保持などを行う

○市販の使い捨て浣腸器による浣腸

・挿入部の長さが5〜6cm程度以内

・グリセリン濃度50%以下

　成人用40グラム以下

　小児用20グラム以下

　幼児用10グラム以下

※医師法第17条、歯科医師法第17条及び保健師助産師看護師法第31条の解釈について（通知）

Q．夜中や休日に熱が出たり、体調が悪くなったりしたときはどうしたらいいの？

A．訪問看護ステーションを利用していない場合は、お住いの地域の夜間急病診療所または、＃7119（救急安心センター事業　総務省消防庁）へお問い合わせください。

　訪問看護ステーションを利用している場合は、そこへの電話が入院中

のナースコールの役割となります。大部分の訪問看護ステーションは、夜間や休日も 24 時間体制で対応しています。看護師の緊急訪問によって医師の診察が必要な場合は、専門的な立場で看護師が医師に状態を伝え緊急往診につなげることができます。

　看護師は医師より身近な存在ですので、気になることや不安なことがあれば電話で気軽に聞くことや相談することができます。

Q．在宅での最期、救急車を呼ぶべき？

A．訪問看護を利用していれば、訪問看護ステーションに連絡してください。

　慌てて救急車を呼ぶと救命が最優先となります。そのため、救命に必要な医療処置が施され、自宅で最期を迎えたいという願いを叶えることが難しくなります。

　24 時間体制の訪問看護ステーションや訪問診療をしてくれるところならば、救急車を呼ばなくても対応することができ、自宅で最期を迎えたいという願いを叶えられます。

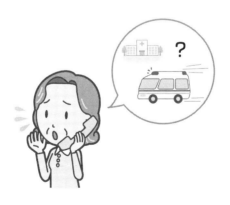

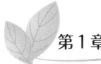

第1章　在宅医療の現状と課題

1．在宅医療の現状

　まずは、統計資料を参考に日本における在宅医療の現状についてみていきましょう。表1は、厚生労働省が3年ごとに行う患者調査による在宅医療の状況です。データが公開されている中での最新情報である平成29（2017）年を参考にすると、調査日※（10月）に在宅医療を受けた推計外来患者数は180万1000人です。これは、3年前の前々回調査（平成26年）時の156万4000人に比べると、23万7000人（15.15％）増加しています。

　図1の年次推移をみますと、平成17（2005）年まではほぼ横ばいでしたが、平成20（2008）年からは増加しています。平成29年の内訳は、患家（介護老人保健施設等を含む。以下同）の求めに応じて患家に赴いて診療する「往診」が44万3000千人。計画的な医学管理のもとに定期的に医師が訪問して診療を行う「訪問診療」が116万3000人。医師・歯科医師以外の訪問が19万6000人。特に「訪問診療」が占める割合は約65％と最も大きくなっています。

　このように、往診や訪問診療および訪問看護を利用しながら、居宅等で療養する人が増え、在宅療養の流れは広がりを見せていることがわかります。

※調査日とは、平成29年10月17日（火）〜19日（木）の3日間のうち病院ごとに指定した1日とし、診療所については、平成29年10月17日（火）、18日（水）、20日（金）の3日間のうち診療所ごとに指定した1日のことを示しています。

Point ▶在宅医療を受ける人は年々増加。

表1　年齢階級別にみた在宅医療を受けた推計外来患者数

（単位：千人）　　　　　　　　　　　　　　　　　　　　　　　　　　　　　平成 29 年 10 月

年齢階級	推計外来患者数総数	在宅医療	（　総　数　）　往診	（　総　数　）　訪問診療	（　総　数　）　医師・歯科医師以外の訪問
総　　　数	7 191.0	180.1	44.3	116.3	19.6
0～14 歳	707.2	0.3	0.1	0.1	0.0
15～34	640.4	1.8	1.1	0.5	0.3
35～64	2 180.5	11.3	3.9	5.5	1.9
65 歳以上	3 644.8	166.0	39.1	109.6	17.3
（再　　掲）					
75 歳以上	2 080.3	148.9	34.5	98.3	16.1

出典：厚生労働省 平成 29（2017）年　患者調査の概況を著者改変
https://www.mhlw.go.jp/toukei/saikin/hw/kanja/17/dl/01.pdf

注 1）総数には、年齢不詳を含む。

　2）「往診」とは、患家（介護老人保健施設等を含む。以下同じ。）の求めに応じて患家に赴いて診療するものをいう。

　3）「訪問診療」とは、医科においては、居宅において療養を行っている患者であって、通院が困難な者に対して、その同意を得て計画的な医学管理の下に、定期的に医師が訪問して診療を行うものをいい、歯科においては、歯科医師が患家に赴いて診を行うものをいう。

　4）「医師・歯科医師以外の訪問」とは、居宅において療養を行っている患者であって、通院が困難な者に対して、その同意を得て計画的な医学管理の下に、定期的に当該職種以外の者が訪問して実施されるものをいう。

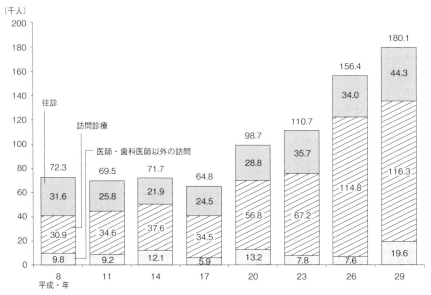

図1　在宅医療を受けた推計外来患者数の年次推移

出典：厚生労働省 平成 29（2017）年　患者調査の概況
https://www.mhlw.go.jp/toukei/saikin/hw/kanja/17/dl/01.pdf

1）2025年問題とは？

2025年問題という言葉を聞いたことはありませんか？

2025年は、団塊世代（1947〈昭和22〉～1949〈昭和24〉年生まれ）と言われる最も人口の多い世代の人が、後期高齢者（75歳以上）を迎える年。それに伴い、介護と医療にかかわる社会保障費の増加、および介護の担い手不足を懸念して問題視されていることです。

国立社会保障・人口問題研究所「日本の将来人口推計（平成29年）」では、団塊世代の子ども世代（1971〈昭和46〉～1974〈昭和48〉年生まれ）が65歳以上になる2042年には高齢者数が最大になると報告しており、2040年問題も焦点となっています。

2012（平成24）年度の内閣府の高齢者への意識調査によると「最期を迎えたい場所」を自宅と答えた人は54.6％であり、次いで病院等と答えた人が27.7％です。けれども、実際には図3にあるように自宅での死亡の割合は12.7％と低いのが現状です。

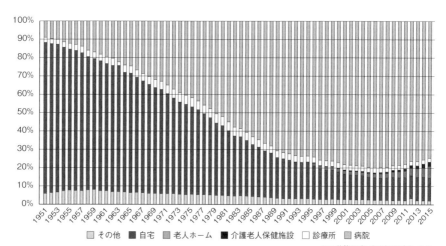

その他　自宅　老人ホーム　介護老人保健施設　診療所　病院

人口動態調査（平成27年）より

図2　死亡の場所別にみた年次別死亡数百分率
出典：厚生労働省 意見交換参考資料「テーマ1 看取り 参考資料」 平成29年3月22日
https://www.mhlw.go.jp/file/05-Shingikai-12404000-Hokenkyoku-Iryouka/0000156003.pdf

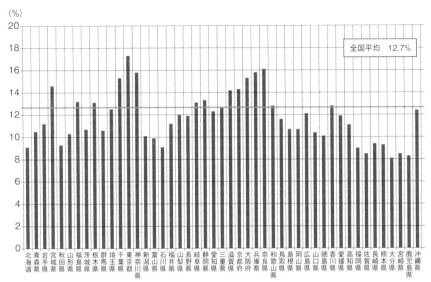

(%)

全国平均　12.7%

図3　死亡に占める自宅死の割合（都道府県別）

人口動態調査（平成 27 年）より

出典：厚生労働省 意見交換参考資料「テーマ 1 看取り 参考資料」 平成 29 年 3 月 22 日
https://www.mhlw.go.jp/file/05-Shingikai-12404000-Hokenkyoku-Iryouka/0000156003.pdf

2）高齢者人口と子ども人口の推移

　65 歳以上の高齢者（以下「高齢者」）の人口は 3515 万 2000 人（平成 29 年 10 月 1 日現在）で、総人口に占める割合は 27.7％となっています。前年の同時期に行われた調査では、同 3459 万 1000 人、同 27.3％でしたので、56 万 1000 人増加しており、人口、割合ともに過去最高です。

　男女別では、男性は 1526 万 1000 人（男性人口の 24.8％）、女性は 1989 万 1000 人（女性人口の 30.1％）で、女性が男性より 463 万人多いことがわかります。

　2019 年 4 月 1 日現在における、子どもの数（15 歳未満人口）は、前年に比べ 18 万人少ない 1533 万人です。男女別では、男子が 785 万人、女子が 748 万人となっており、男子が女子より 37 万人多く、女子 100 人に対する男子の数（人口性比）は 105.0 となっています。これを中学

生の年代（12 〜 14 歳）、小学生の年代（6 〜 11 歳）、未就学の乳幼児（0 〜 5 歳）の三つの区分でみますと、それぞれ 322 万人（総人口の 2.6％）、630 万人（同 5.0％）、581 万人（同 4.6％）。

　子どもの割合は、第 1 次ベビーブーム期（昭和 22 〜 24 年）と言われる、昭和 25 年には総人口の 3 分の 1 を超えていました。その後、出生児数の減少を反映して低下を続け、昭和 40 年には総人口の約 4 分の 1 に。昭和 40 年代後半には、第 1 次ベビーブーム世代の子ども世代が出産年齢を迎え、第 2 次ベビーブーム期（昭和 46 〜 49 年）として、出生児数がわずかに上昇するも、昭和 50（1975）年から再び低下を続け、平成 9（1997）年には 65 歳以上人口の割合（15.7％）を下回り 15.3％となってしまいました。その後も 65 歳以上の人口割合を超えることはなく、平成 30 年は 12.1％（前年比 0.2 ポイント低下）で過去最低となりました。

　すなわち、子どもの割合は、昭和 50 年から 44 年間も連続して低下しているというわけです。

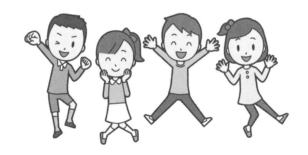

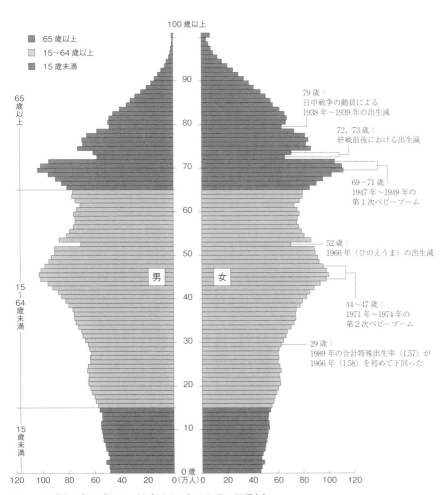

■ 65 歳以上
□ 15〜64 歳以上
■ 15 歳未満

65歳以上

79 歳：
日中戦争の動員による
1938 年〜1939 年の出生減

72、73 歳：
終戦前後における出生減

69〜71 歳：
1947 年〜1949 年の
第 1 次ベビーブーム

52 歳：
1966 年（ひのえうま）の出生減

15〜64歳未満

44〜47 歳：
1971 年〜1974 年の
第 2 次ベビーブーム

29 歳：
1989 年の合計特殊出生率（1.57）が
1966 年（1.58）を初めて下回った

15歳未満

男　女

120 100 80 60 40 20 0（万人）0 20 40 60 80 100 120

90

80

70

60

50

40

30

20

10

0 歳

図4　わが国の人口ピラミッド（2018 年 10 月 1 日現在）
出典：総務省統計局 人口推計
https://www.stat.go.jp/data/jinsui/2018np/index.html

3）都道府県別にみる在宅医療・看護の事業所数

在宅医療の中でも看護の担い手となる訪問看護ステーションの数は、2012（平成 24）年頃より増加傾向にあります。2020（令和 2）年 4 月現在、約 1 万 1931 カ所。しかし、地域によっては偏在しており、訪問看護師数も十分とは言えず、訪問看護ステーション数の全国平均は、人口 10 万人当たり 9.4 カ所です。訪問看護ステーションに従事する看護職員数は約 6 万 8400 人となっています。

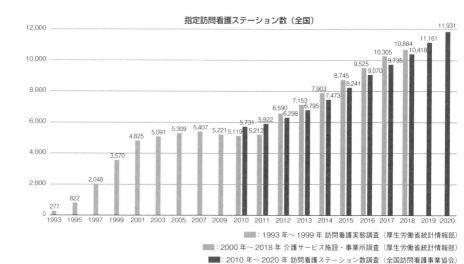

指定訪問看護ステーション数（全国）

■ ：1993 年～ 1999 年 訪問看護実態調査（厚生労働省統計情報部）
■ ：2000 年～ 2018 年 介護サービス施設・事業所調査（厚生労働省統計情報部）
■ ：2010 年～ 2020 年 訪問看護ステーション数調査（全国訪問看護事業協会）

図 5　訪問看護ステーション数の推移
出典：一般社団法人全国訪問看護事業協会「令和 2 年度　訪問看護ステーション数調査結果」を著者改変
https://www.zenhokan.or.jp/wp-content/uploads/r2-research.pdf

訪問看護ステーションの開設者は医療法人が最も多くなっていますが、年々、民間営利法人の比率が高まっています。また、小規模事業所が多く、期待される役割を十分に果たすことが困難な状況です。したがって、在宅・地域で療養生活を送っている利用者を支える訪問看護サービスは、高まる需要に応えきれていないのが実情です。

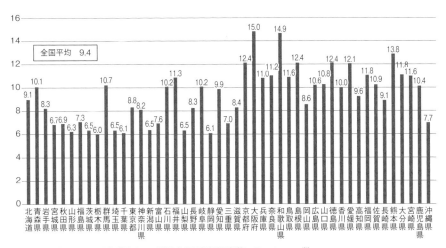

図6　人口10万人当たりの都道府県別訪問看護ステーション数

出典：一般社団法人全国訪問看護事業協会　令和2年度訪問看護ステーション数調査結果
https://www.zenhokan.or.jp/wp-content/uploads/r2-research.pdf

総務省 令和2年住民基本台帳人口・世帯数、令和元年人口動態（都道府県別）（総計）　を参考に著者作成
https://www.soumu.go.jp/main_sosiki/jichi_gyousei/daityo/jinkou_jinkoudoutai-setaisuu.html

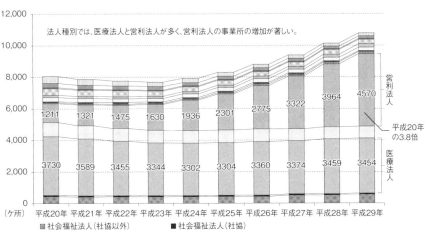

図7　法人種別訪問看護ステーション数の推移

出典：厚生労働省中央社会保険医療協議会（中医協）「在宅医療（その4）」平成29年11月15日資料
https://www.mhlw.go.jp/file/05-Shingikai-12404000-Hokenkyoku-Iryouka/0000186845.pdf

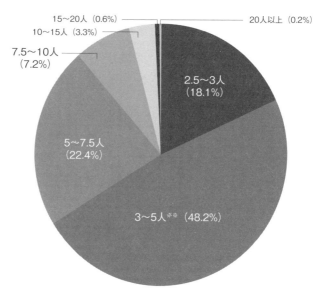

図8　訪問看護ステーションの常勤換算従事者数（看護職※）

　※　看護職とは、「保健師、助産師、看護師、准看護師」を表す。

　※※　「3〜5人」の表記は「3人以上5人未満」とする（「2.5〜3」等も同様）

平成25年度　厚生労働省老人保健事業推進費等補助金老人保健健康増進等事業「訪問看護の質確保と安全なサービス提供に関する調査研究事業
〜訪問看護ステーションのサービス提供体制に着目して〜」（全国訪問看護事業協会）

出典：公益社団法人日本看護協会　公益財団法人日本訪問看護財団　一般社団法人全国訪問看護事業協会
　　　『訪問看護　アクションプラン2025』

http://www.jvnf.or.jp/2017/actionplan2025.pdf

　先にも述べたとおり現在、自宅で死亡する人の割合は全国平均で12.7
％です。これをオランダやフランスなどの在宅死の割合の30％程度ま
で引き上げるとすると、医療機関で訪問看護に従事する看護職員を合わ
せて、約15万人が必要になると考えられます。日本では、訪問看護ス
テーションの利用者の半数以上が在宅で最期を迎えており、多死の時代
への対応を考える上で重要な点です。

表2　在宅死亡率と訪問看護師数に関する諸外国との比較

諸外国と比較し、日本における在宅死亡率や人口対訪問看護師数は少ない	スウェーデン	オランダ	フランス	日　本
①面積	449,964 km²	41,865 km²	547,030 km²	378,835 km²
②総人口	903 万人（2005）	1,632 万人（2005）	6,087 万人（2005）	12,776 万人（2005）
③高齢化率	17.3%（2005）	13.8%（2003）	16.4%（2005）	20.0%（2005）
④80 歳以上の人口の割合	5.3%（2004）	3.4%（2003）	4.4%（2004）	4.4%（2003）
⑤平均寿命	男性 78.4 歳（2005） 女性 82.8 歳（2005）	男性 77.2 歳（2005） 女性 81.6 歳（2005）	男性 76.7 歳（2005） 女性 83.8 歳（2005）	男性 78.6 歳（2005） 女性 85.5 歳（2005）
⑥子との同居率	5%	8%	17%	50%
⑦高齢者単独世帯率	41%	32.5%	32%	15%
⑧人口千対就業看護師数	10.6 人（2004）	14.2 人（2005）	7.7 人（2005）	9.0 人（2004）
（再）訪問看護師、地域看護師	（4.2 人）	（2.7 人）	（1.2 人）	（0.4 人）
⑨在宅死亡率*	51.0%	31.0%	24.2%	13.4%
⑩在宅での医療、看護、介護サービス	地域看護師に簡単な医療と治療を行う権限を与え、地区内での簡単な治療を提供。	一般医の往診、高度な技術をもつ地域看護師が在宅医療・看護を提供する医療チームを設けている地域もあるが、サービス量は全体的に不足がち。	開業看護師は医師の処方箋の下で在宅患者の点滴などの管理を行うことができる。介護・家事援助も並行して利用。	介護保険・医療保険サービスが利用可能。看護サービスは診療の補助として行われる。
⑪死亡前に自宅で受けられるケア	特別住宅と同様に死亡期直前のケアが受けられる。	一般医や地域看護師による医療・看護サービス、死亡直前の緊急性の高い短期間に限り、夜間・看護師が泊まり込むサービスもある。	死亡前を特別視せず必要なケアを提供する。ただし1日2時間以上の継続的なケアが必要な段階になると在宅ケアは困難。	主治医の往診や看護師による在宅医療・看護サービスにより対応。

①World fact book 2008、②〜⑤OECD Health Data 2007,⑥⑦⑨〜⑪医療経済研究機構「要介護高齢者の終末期における医療に関する研究報告」（2002）を参考に厚生労働省にて作成。

出典：公益社団法人日本看護協会　公益財団法人日本訪問看護財団　一般社団法人全国訪問看護事業協会
　　　『訪問看護　アクションプラン 2025』
http://www.jvnf.or.jp/2017/actionplan2025.pdf

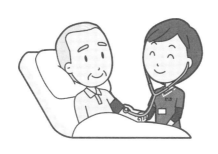

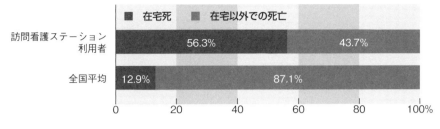

図9　訪問看護ステーションの利用者の死亡場所

訪問看護ステーション利用者：平成 25 年度　厚生労働省老人保健事業推進費等補助金老人保健健康増進等事業「訪問看護の質確保と安全なサービス提供に関する調査研究事業〜訪問看護ステーションのサービス提供体制に着目して〜」（全国訪問看護事業協会）

全国平均：平成 25 年人口動態調査（厚生労働省統計情報部）

出典：公益社団法人日本看護協会　公益財団法人日本訪問看護財団　一般社団法人全国訪問看護事業協会
　　　『訪問看護　アクションプラン 2025』
http://www.jvnf.or.jp/2017/actionplan2025.pdf

4）在宅療養支援診療所・在宅療養支援病院とは？

　在宅療養支援診療所・在宅療養支援病院とは、「高齢者が看取りまでを含めたトータルなケアを住み慣れた自宅や地域で受けられること」を目的に、2006（平成 18）年に創設された、在宅医療の中心的な役割を担う診療所（または病院）のことです。厚生労働省の資料「平成 26 年度診療報酬改定の概要〈在宅医療〉」では、次のように説明されています。

　「在宅療養支援診療所（病床数 19 床未満の在支診）は、地域において在宅医療を支える 24 時間の窓口として、他の病院、診療所等と連携を図りつつ、24 時間往診、訪問看護等を提供する診療所」

　「在宅療養支援病院（病床数 20 床以上の在支病）は、診療所のない地域において、在宅療養支援診療所と同様に、在宅医療の主たる担い手となっている病院」

　2011（平成 23）年のデータでは、在宅医療支援診療所の人口 10 万人当たりの全国平均は 10.1 カ所、在宅療養支援病院は同 0.41 カ所です。

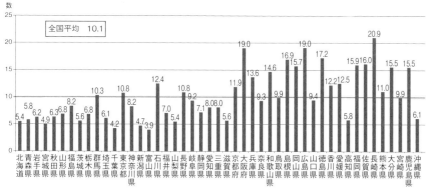

保険局医療課データ　平成23年7月より

図10　人口10万人当たりの都道府県別在宅療養支援診療所数

出典：厚生労働省

https://www.mhlw.go.jp/bunya/shakaihosho/seminar/dl/02_98-01_2-2.pdf

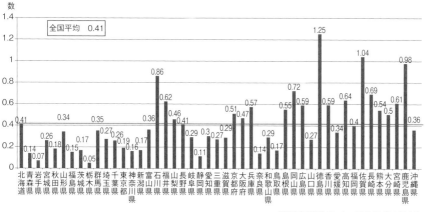

保険局医療課データ　平成23年7月より

図11　人口10万人当たりの都道府県別在宅療養支援病院数

出典：厚生労働省

https://www.mhlw.go.jp/bunya/shakaihosho/seminar/dl/02_98-01_2-2.pdf

Point ▶ 進む少子高齢化。

Point ▶ 訪問看護ステーションの数は増加傾向にあるも、人手不足や
小規模事業所のため需要に応えられていない。

２．在宅医療の提供体制・提供状況

　在宅療養支援診療所の届出医療機関数は概ね増加から横ばいです。在宅療養支援診療所のうち、訪問診療を行っている患者数が「１～９人」の医療機関が最も多くなっています。同様に、在宅療養支援病院の届出医療機関数も概ね増加から横ばいで、訪問診療を行っている患者数も「１～９人」の医療機関が最多です。

○ 在宅療養支援診療所の届出医療機関数は概ね増加から横ばいである。
○ 在宅療養支援診療所のうち、訪問診療を行っている患者数が「１～９人」の医療機関が最も多い。

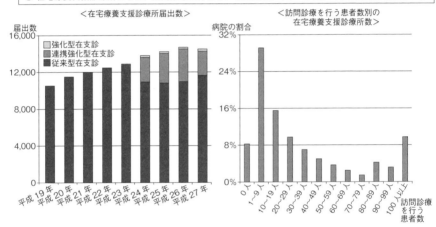

保険局医療課調べ（平成 27 年 7 月 1 日時点）、平成 26 年度検証部会調査（在宅医療）より

図 12　在宅療養支援診療所の届け出数の推移と診療状況
出典：厚生労働省中央社会保険医療協議会「在宅医療（その 2）」平成 29 年 4 月 12 日資料
https://www.mhlw.go.jp/file/05-Shingikai-12404000-Hokenkyoku-Iryouka/0000161550.pdf

１）在宅医療と看護の活用

　在宅医療を受けながら長く療養を続けるためには、医療サービスや介護サービスを利用することが重要です。在宅療養では、患者の介護を家族が行うことになります。その際、福祉サービスが利用できることを理解しておくと介護が楽になります。

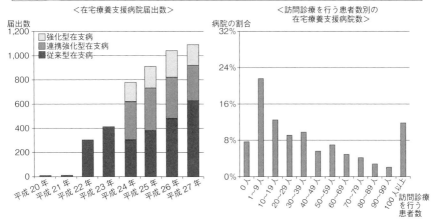

○ 在宅療養支援病院の届出医療機関数は概ね増加から横ばいである。
○ 在宅療養支援病院のうち、訪問診療を行っている患者数が「1〜9人」の医療機関が最も多い。

＜在宅療養支援病院届出数＞

届出数
1,200

□ 強化型在支病
■ 連携強化型在支病
■ 従来型在支病

＜訪問診療を行う患者数別の
在宅療養支援病院数＞

病院の割合
32%

保険局医療課調べ（平成27年7月1日時点）、平成26年度検証部会調査（在宅医療）より

図13　在宅療養支援病院の届け出数の推移と診療状況
出典：厚生労働省中央社会保険医療協議会「在宅医療（その2）」平成29年4月12日資料
https://www.mhlw.go.jp/file/05-Shingikai-12404000-Hokenkyoku-Iryouka/0000161550.pdf

　例えば、親が認知症になった場合は、市区町村が介護度を認定し、それに合わせて色々なサービスが受けられます（要介護認定）。けれどもそれらは、当事者が申し込みをしてはじめて利用できるもので、何もしなくても受けられるものではありません。その点は不親切と思われるかもしれませんが、福祉サービスの考え方は「主体」ではなく「補助」であるためです。したがって、申し込みをしてはじめて利用できることになります。

　そのサービスの中にあるのが、訪問看護。ほかにも介護用品のレンタルサービスや、紙おむつなどの無料サービスもありますので、一度、役所などの行政機関※へ問い合わせてみましょう。

※役所や行政機関の窓口の名称は自治体によって異なります。
　どこに相談したらよいのかに困ったときには、「高齢者・介護」の窓口、または「地域包括支援センター」（日常生活圏域とされている中学校ごとの学区に1カ所設置されています）が相談に応じてくれます。

第1章　在宅医療の現状と課題　　**033**

地域包括支援センターでは、専門職員（保健師・看護師、社会福祉士、主任介護支援専門員）が介護、福祉、健康、医療など様々な面から地域の高齢者の支援を行っています。

☞地域包括支援センターの詳細は P.69 をご参照ください。

2）訪問看護師とは

訪問看護師は看護師としての専門性はもちろんのこと、介護や福祉に関する知識を持ち合わせています。訪問看護師を活用することで、不要な入院をなくし、在宅生活を安心して送ることができます。ここでは、在宅療養での訪問看護師の役割、訪問看護師にできることを紹介します。

訪問看護ステーションの利用者の疾患は、脳血管疾患や筋肉骨格系、認知症、悪性新生物、心疾患、難病など、多様な疾患を看護しています。看護の内容では、病状の観察、本人の療養指導、リハビリテーション、介護指導、身体の清潔等です。訪問看護における医療処置では、服薬管理、浣腸・摘便、褥瘡の予防、緊急時対応、膀胱留置カテーテルの交換・管理、褥瘡以外の創傷部、点滴などの処置をしています。

3）訪問看護の利用方法

訪問看護は、病気に応じて「医療保険」と「介護保険」のどちらかを利用します。どちらの保険の場合にも、医師からの指示（医師の意見書）を書いてもらう必要があります。そして介護保険の場合には、さらにケアマネジャー（☞介護支援専門員 P.82）が立案するケアプランに位置付けることが必要となります。

お近くの訪問看護ステーション、地域包括支援センター、市区町村の「介護保険」や「障がい福祉」の担当窓口へ問い合わせをしてみると相談に応じてくれます。

訪問看護は、原則的に利用者に関することのみを行いますが、一定の範囲で家族の健康や医療に関する相談、心のケアに対応することができ

ます。また、家族への介護指導や介護相談のほか、介護が初めての家族や担当の介護士に介護法の説明や指導を行います。介護をする際には、体の仕組みを上手につかい、介護者の体に負担をかけないようにする方法を知っておくことが大切です。

　訪問看護師の役割は、利用者の健康状態を観察し、薬の管理や体調の管理、リハビリなどです。日々の健康チェックや薬の説明、傷の処置などの医療行為から、お風呂や着替え、散歩介助などの介護を行います。

４）訪問看護と訪問介護の違い

　訪問看護と訪問介護は何が違うのでしょうか。

　訪問介護は、利用者の家事や身の回りのサポートを行います。着替え・お風呂・食事・散歩・通院・おむつ交換などの体に触れることから、掃除・洗濯・ゴミ出し・買い物・調理などその内容は多岐にわたります。介護は、生活を行う上で利用者ができない部分を補い、できるところを伸ばしていくことが目標になっています。したがって、介護士では難しい状態の方（点滴が入っている、特殊な機械をつけている、傷の手当てが必要など）の場合、訪問看護師が中心になって介護をすることもあります。

　訪問看護師ができないことは、介護士が行う家事援助です。買い物や掃除、調理、洗濯など、生活に関する援助はできません。逆に介護士は、訪問看護師が行う医療行為は一部を除き行うことができません。在宅では利用者一人ひとりの必要性を見極めて、ケアマネジャーがケアプランを作成します。けれども、どちらかが足りないと思われるときは、遠慮せずケアマネジャーに相談しましょう。

５）医療面にとどまらない訪問看護師の活用法

　訪問看護師は、医療面以外にも多くのことが行えます。在宅介護を安心して進められるように、訪問看護師を上手に活用してください。例え

ば、短時間で負担が少なくできるおむつ交換の方法や尿漏れしにくい当て方を看護師や介護士ならではの目線で教えてもらうことができます。ほかにも、巻き爪の処置なども可能です。介護というと介護士を連想しますが、体に関する介護は訪問看護師に教えてもらうことも有用です。

　「ボディメカニクス」という言葉があります。これは、体の動きを活用して、介護者の腰や膝などに負担をかけない介護方法です。体を上の方に引き上げる、車椅子に乗せるなどの介護が原因で、今度は自分が介護を必要になってしまう方も少なくありません。このやり方で大丈夫かな？と戸惑いながら介護している方はぜひ一度、訪問看護師、訪問介護士に尋ねてみてはいかがでしょうか。

　さらに、利用者の体調悪化や病院に行くか迷うとき、すぐに相談できるところをつくるためにも訪問看護師を利用してみましょう。「転ばぬ先の看護師」として、訪問看護師を活用することをおすすめします。

6）費用について

　こうしたサービスを利用するときに、気になるのはお金です。高額な利用料がかかるイメージをお持ちの方もいるのではないでしょうか。訪問看護を利用するには、医療・介護費用が必ずかかります。では、どのようにすれば経済的な負担を抑えられるか。訪問看護師は、必要に応じて申請することで一定額返金されるなどの知識も持ち合わせています。

　毎月の医療費が高額になったときには、高額療養費制度の利用により家計の負担を減らすことができます。訪問看護において高額療養費制度がどのように活用できるのか、その活用法をご紹介します。

◇プラスワン◇高額療養費制度

　医療機関や薬局の窓口で支払った額がひと月（１日から月末日まで）で上限額を超えた場合に、その超えた金額が支給される制度です。年齢や所得に応じて、本人が支払う医療費の上限が定められており、いくつかの条件を満たすことにより、さらに負担を軽減する仕組みもあります。医療費が高額になって生活が困る方々にとってはとても助かる制度です。

（１）申請方法について

　高額療養費の申請手続きには、事後に申請する方法と事前に申請する方法の２つの方法があります。

《事後に手続きする場合》

　１．一旦、自己負担分の医療費を医療機関の窓口で支払います。

　２．後日、加入している保険者へ高額療養費申請することにより、自己負担限度額を超えた分が払い戻されます。高額療養費申請には、医療機関や薬局で受け取った領収書の提出が必要になりますので、紛失しないよう大切に保管してください。必要書類等詳細に関しては保険者へ問い合わせます。

　保険者とは、被保険者証（保険証）のことです。被保険者証に「○○健康保険組合」「全国健康保険協会」「○○共済組合」「○○国民健康保険組合」と書かれている方は、記載されている組合や協会へお問い合わせください。市区町村名が書かれている方は、その市区町村の国民健康保険の窓口に、「○○後期高齢者医療広域連合」と書かれている方は、記載されている後期高齢者医療広域連合へご連絡ください。

《事前に手続きする場合》

　窓口で医療費を支払うことは、一時的にせよ多額の費用を立て替えることになり、経済的に大きな負担になります。「限度額適用認定証」を取得しておき、受診時に医療機関等の窓口に提示することで、ひと月の支払いを自己負担限度額までにとどめることができます。69歳以下の

方は全員がその対象、そして70歳以上の方については住民税非課税の方が対象です。

　入院や手術など医療費が高額になる可能性がある場合は、事前に限度額適用認定証の申請について、加入している保険者へ問い合わせし、申請に必要な書類を教えてもらいましょう。

　１．加入している保険者に限度額適用認定証を申請します。

　２．保険者から交付された認定証を医療機関等の窓口に提示し、診察後、自己負担限度額までの費用を支払います。

（２）高額療養費貸付制度

　無利子で貸し付けを受けられるものです。高額療養費の支給は診療月から３カ月以上かかります。そのため、その間の家計負担の軽減を目的として、高額療養費支給見込み額の８割相当分を無利子で貸し付ける「高額療養費貸付制度」があります。

　申請方法等は、保険証に記載されている保険者にお問い合わせください。国民健康保険の場合は、市区町村により異なりますので、お住まいの国民健康保険担当窓口でご確認ください。

Point ▶福祉サービスを知ることが家族の安心感につながる。

Point ▶訪問看護師を上手に利用しよう。

Point ▶高額な医療費の負担を軽くする「高額療養費制度」。

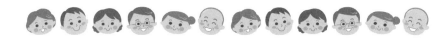

第2章　地域包括ケアシステムとは

　高齢者の健康維持や介護情報について調べていくとよく目にする言葉があります。それは、「地域包括ケアシステム」です。近年、日本においてはこの地域包括ケアシステムの必要性が、声高に叫ばれています。一体なぜなのでしょうか。本章では、「地域包括ケアシステムが推進されるに至った経緯」「5つの取り組み」「介護保険制度からみた介護予防」「在宅医療の姿」などについて取り上げます。

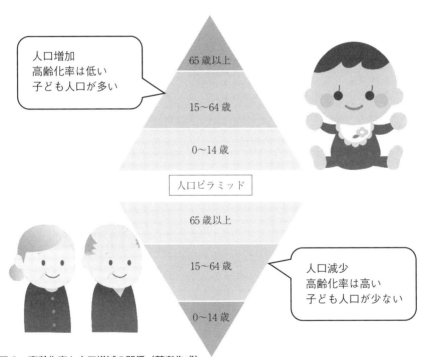

図1　高齢化率と人口増減の関係（著者作成）

理想的な人口構造では、年齢区分別割合でみると 0〜14 歳の子ども人口が最も多く、65 歳以上の高齢者人口が最も少ない。しかし、現状はピラミッドが逆転して、高齢者人口が子ども人口を上回ってさらに増加を続けている。

《高齢化の速さ》

　総人口に占める 65 歳以上人口の割合を高齢化率と言います。たとえば、人口 100 人の国があった場合、高齢化率が 10％ ならば、100 人中 10 人が 65 歳以上というわけです。高齢化率が 7 ％ を超えてからその倍の 14％ に達するまでの所要年数を倍加年数と言い、高齢化の速さを示しています。

　この倍加年数を諸外国と比較すると、フランス＝ 115 年、スウェーデン＝ 85 年、アメリカ＝ 72 年、イギリス＝ 46 年、ドイツ＝ 40 年であるのに対し、日本はわずか 24 年。とても速いスピードで高齢化が進展してきたことがわかります。

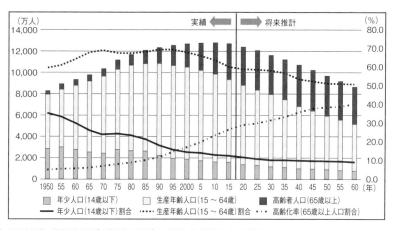

資料：2015 年以前：総務省統計局「国勢調査」及び「人口推計」（年齢不詳の人口を按分して含めた）
　　　2020 年以降：国立社会保障・人口問題研究所「日本の将来推計人口（平成 24 年 1 月推計）」（出生中位・死亡中位推計）
（注）1. 2015 年は、総務省統計局「人口推計」（平成 27 年国勢調査人口速報集計による人口を基準とした平成 27 年 10 月 1 日現在確定値）
　　　2. 1970 年までは沖縄県を含まない。

図 2　年齢 3 区分別人口及び高齢化率の推移
出典：厚生労働省「平成 28 年版厚生労働白書 －人口高齢化を乗り越える社会モデルを考える－」を参考に著者作成
https://www.mhlw.go.jp/wp/hakusyo/kousei/16/dl/1-01.pdf

高齢化が進展する陰には、0歳から14歳までの子ども（年少）人口の減少が影響しています。1組の夫婦から2人の子どもが生まれると計算上は人口が維持できそうですが、生まれた子どものすべてが大人になるわけではないので、実際は2人より多く生まれなければ総人口は減少します。子ども人口が減少すると、長寿社会の現代では65歳以上の高齢者が亡くなる前に働き手となる現役世代である生産年齢（14〜64歳）人口が減少することになります。

《現役世代の減少》

　日本の総人口は2008（平成20）年に1億2808万人となりピークに達しましたが、その後は減少に転じ、2015（平成27）年の総人口は1億

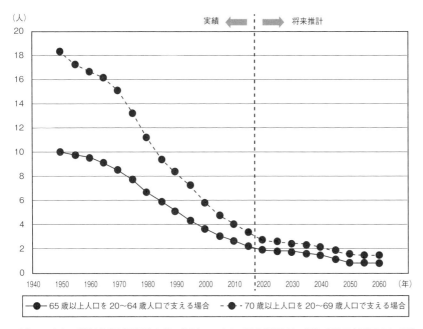

資料：2010年までは総務省統計局「国勢調査」、「人口推計」、2015年は、総務省統計局「人口推計」（平成27年国勢調査人口速報集計による人口を基準とした平成27年10月1日現在確定値）、2020年以降は国立社会保障・人口問題研究所「日本の将来推計人口（平成24年1月推計）」（出生中位・死亡中位推計）をもとに、厚生労働省政策統括官付政策評価官室作成。

図3　高齢世代人口と現役世代人口の比率の推移
出典：厚生労働省「平成28年版厚生労働白書 －人口高齢化を乗り越える社会モデルを考える－」を参考に著者作成
https://www.mhlw.go.jp/wp/hakusyo/kousei/16/dl/1-01.pdf

2711万人に減少。さらに、今後も人口減少は続き、2048年には9913万人と1億人を割り込むと考えられています。これは働き手となる現役世代人口の減少とも考えられ、2015（平成27）年には、高齢者1人に対して現役世代2.1人であるのに対し、2050年には、現役世代1.2人で支える社会になると予測されているのです。

　現役世代の減少は、社会の仕組みを維持していく上で最重要課題であるため、子どもの保育施設増加対策、医療費負担の軽減、教育費用負担軽減などの対策を講じてきましたが、あまり効果はみられませんでした。

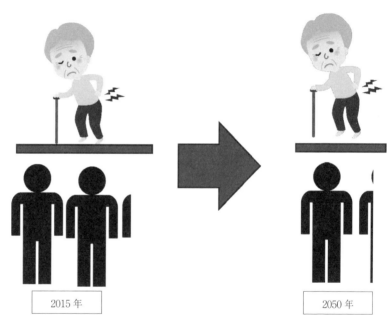

図4　現役世代が高齢者を支える人数

2015年には高齢者1人に対して現役世代2.1人、2050年には現役世代1.2人で支える社会になると予測されています。

出典：厚生労働省「平成28年版厚生労働白書 −人口高齢化を乗り越える社会モデルを考える−」を参考に著者作成
https://www.mhlw.go.jp/wp/hakusyo/kousei/16/dl/1-01.pdf

高齢者人口の増加は、戦後に生まれた「団塊の世代」（1947 ～ 49 年に生まれた人）が 65 歳以上となり高齢者の仲間入りをするためです。2042 年に 3935 万人でピークを迎え、2065 年に高齢化率は 38.4％に達します。75 歳以上人口が総人口の 25.5％を占め、4 人に 1 人が 75 歳以上になると予測され、日本は世界に類を見ない超高齢社会を迎えようとしているのです。

　現役世代の減少は、経済を支える労働力の低下につながり、保健・医療・福祉などの専門職に携わる人々も減少することが懸念されます。今後、増加する高齢者に対応する医療・看護・介護サービスは、必要なサービス量を充足できるかという問題に対して、外国人労働者の受け入れなどの対策が講じられています。

《高齢者の看取りの場の不足》

　医学や医療技術の進歩および公衆衛生の向上などによって死亡率（人口千対）は低下し、1979（昭和 54）年に最も低い 6.0 を記録しましたが、その後は緩やかな増加傾向に転じ、2015（平成 27）年には、死亡率 10.3 となりました。将来の死亡率の推移では、2060 年まで一貫して上昇し、2060 年には 17.7 に達すると推計されています。

　死亡場所別に見た死亡数の統計では、約 80％の人が病院で亡くなっています。皆さんは人生の最期をどこで迎えることを希望しますか。亡くなる場所を「病院」にしたいと望んでも、病院のベッド数は死亡数に見合った数があるのでしょうか。亡くなるすべての人に対応できるベッド数は、残念ながらありません。病院のベッド数が限りなく増え続けると医療費が膨大に増加し、日本の経済は破綻してしまうでしょう。

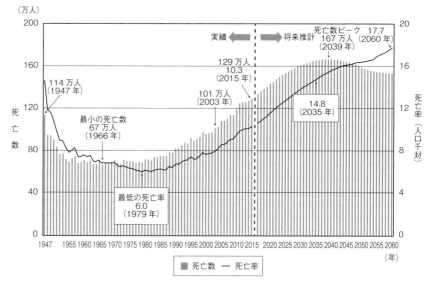

（万人）

資料：2015年以前：厚生労働省政策統括官付人口動態・保健社会統計室「人口動態統計」
　　　2016年以降：国立社会保障・人口問題研究所「日本の将来推計人口（平成24年1月推計）」（出生中位・死亡中位推計）
（注）1. 1972年までは沖縄県を含まない。
　　　2. 2014年までは確定数、2015年は概数である。
　　　3. 将来推計値には日本における外国人を含む。

図5　死亡数及び死亡率の推移と将来推計
出典：厚生労働省「平成28年版厚生労働白書 －人口高齢化を乗り越える社会モデルを考える－」
https://www.mhlw.go.jp/wp/hakusyo/kousei/16/dl/1-01.pdf

　それでは、「病院」で亡くなることを選択できなかった場合はどうし
たらよいのでしょうか。「自宅または自宅に代わる施設」を選択するこ
とになります。「自宅」を選択するには、家族が介護をすることが可能か、
在宅医療や看護・介護のサービスが必要量確保できるかなど、様々な条
件が満たされないと実現できません。

　日本の福祉制度では、家族も福祉サービスの担い手であり、在宅介護
では重要なマンパワーです。現役世代人口が減少傾向にある中で、仕事
と育児・教育と介護との両立が求められる厳しい社会現状にあると言え
ます。

《地域包括ケアシステムが推進されるに至った経緯》
　さて、これまで「高齢化の速さ」「現役世代の減少」「高齢者の看取りの場の不足」についてお話ししてきました。ポイントをまとめてみると、次のようになります。

○高齢化のスピードが速く対応策が間に合わないため、介護保険制度継続の危機を迎えている。

○現役世代が減少し、在宅介護を支えるには経済的・人的（専門職の確保）に困難になる。

○死亡率の増加で医療ベッド数が不足し、高齢者はどこで最期を迎えるのか選択が難しくなる。

　このような状況を踏まえて2014年6月に成立したのが、「地域における医療及び介護の総合的な確保を推進するための関係法律の整備等に関する法律（通称：医療介護総合確保推進法）」です。この中に「地域包括ケアシステム」が明記され、すべての市町村が取り組むべき事業となりました。
　地域包括ケアシステムは、病院で必要な治療を受け、その後の療養を在宅で継続していくために地域単位で取り組み、重度の要介護状態となっても住み慣れた地域で自分らしい暮らしを最期まで続けることができるよう、「住まい」「医療」「介護」「予防」「生活支援」が一体的に提供される仕組みです。

1．地域包括ケアシステムを実現する5つの取り組み

　地域包括ケアシステムとは、私たちが生活している住まいからおおむね30分以内の地域（日常生活圏域）に、病気になったら「医療サービス」、介護が必要になったら「在宅系・施設系介護サービス」、病気や介護などの相談が必要なときに「相談窓口・サービスの調整」、いつまでも元気に暮らすために「生活支援・介護予防」のサービスが提供できる仕組みのことです。

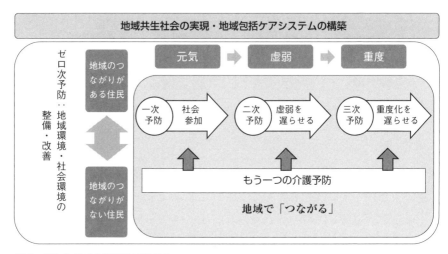

図6　これからの介護予防の考え方

出典：三菱UFJリサーチ＆コンサルティング「地域包括ケア研究会 報告書 −2040年に向けた挑戦−」
　　　平成29（2017）年3月を参考に著者作成
https://www.murc.jp/sp/1509/houkatsu/houkatsu_01/h28_01.pdf

　『地域ケア研究会報告書』の中で、2040年に向けて「地域包括ケアシステムが取り組むべき予防の方向」として図6のように示しています。地域ぐるみでともに生きる社会の実現と地域包括ケアシステムの構築をめざして、介護予防の実践と市町村が取り組むべき「ゼロ次予防」について、それぞれの関係性が矢印の向きと内容によって表されています。
　市町村は、地域環境・社会環境の整備・改善に取り組みます。具体的

には、市町村事業としてのサービスの充実と介護保険制度によるサービス提供の整備、地域住民の自主的活動の支援などです。地域住民は、元気な状態から虚弱、重度へと進行を後ろ倒しにするための予防行動を実践します。つまり、地域の住民同士がつながりの中で、予防活動の輪を広げる努力を行い、一次予防（心身の健康状態の維持)、二次予防（心身の健康状態の低下防止)、三次予防（心身の健康状態の悪化防止）を実践することです。

　地域にある医療機関や介護施設、介護や看護サービスを提供している事業者が自主的に取り組み、市町村や都道府県と協力して地域の要望に合った仕組みをつくり上げていくことが必要とされています。
　地域包括ケアを実現するためには、「医療」「介護」「予防」「生活支援」「住まい」の5つの取り組みが、利用する人々の要望に合った適切な組み合わせで、サービスとサービスの切れ目がないよう継続的に提供されることが重要とされています。それぞれひとつずつみていきましょう。

1）医療の連携強化
　介護を必要とする度合いが中度・重度となっても、地域での療養生活を継続できるよう支援するためには医療と介護の連携強化が必要です。具体的には、現状バラバラに提供されていると考えられる医療サービスと介護サービスを統合されたサービスとして提供されることを目標としています。つまり、在宅医療・在宅介護にかかわる専門職種が互いに連携を図り、利用者とその家族が抱える問題や必要とするサービス内容などの情報を共有し、協力体制のもとにサービス提供を行うことです。これを「多職種連携によるチームケア」と言います。
　在宅医療政策の実施にあたっては、責任の所在の明確化を図る必要があり、都道府県レベルでは日常生活圏を一つの単位とした地域包括ケアシステムは現実的ではなく、市町村レベルで進められていくことになっています。

2）介護サービスの充実強化

　在宅で療養しながら生活を続けることは、ご本人、共に生活する家族にとって精神的・身体的・経済的・人的（マンパワー）に大きな負担を伴います。介護を必要とする人と家族の要望に合わせて、様々な介護サービスの利用が可能となるようサービスの充実が図られています。介護サービスは次のように大きく2つに分けられ、在宅系サービスと施設・居住系サービスがあります。

〔在宅系サービス〕
・訪問介護
・訪問看護
・通所介護
・小規模多機能型居宅介護
・24時間対応訪問サービス　等

〔施設・居住系サービス〕
・介護老人福祉施設
・介護老人保健施設
・短期入所生活介護
・認知症対応型共同生活介護
・特定施設入所者生活介護等
・看護小規模多機能型居宅介護　等

　在宅系サービスは、担当者が介護を必要とする人の自宅等へ訪問してサービスを提供します。また、組み合わせて利用することが可能です。施設・住居系サービスでは、介護を必要とする人がサービスを提供する施設に居住しながら、必要な介護サービスを一括して施設内で受けることができます。

表1　介護保険制度における居宅サービス等

サービスの種類	サービス内容
訪問介護 （ホームヘルプサービス）	ホームヘルパーが要介護者等の居宅を訪問して、入浴、排せつ、食事等の介護、調理、洗濯、掃除等の家事、生活等に関する相談、助言その他の必要な日常生活上の世話を行う。
訪問入浴介護	入浴車等により居宅を訪問し浴槽を提供して入浴の介護を行う。

訪問看護	病状が安定期にあり、訪問看護を要すると主治医等が認めた要介護者等について、病院、診療所または訪問看護ステーションの看護師等が居宅を訪問して療養上の世話または必要な診療の補助を行う。
訪問リハビリテーション	病状が安定期にあり、計画的な医学管理の下におけるリハビリテーションを要すると主治医等が認めた要介護者等について、病院、診療所または介護老人保健施設の理学療法士または作業療法士が居宅を訪問して、心身の機能の維持回復を図り、日常生活の自立を助けるために必要なリハビリテーションを行う。
居宅療養管理指導	病院、診療所または薬局の医師、歯科医師、薬剤師等が、通院困難な要介護者等について、居宅を訪問して心身の状況や環境等を把握し、それらを踏まえて療養上の管理及び指導を行う。
通所介護 （デイサービス）	老人デイサービスセンター等において、入浴、排せつ、食事等の介護、生活等に関する相談、助言、健康状態の確認その他の必要な日常生活の世話および機能訓練を行う。
療養通所介護	利用者の社会的孤立の解消、心身機能の維持、利用者家族の精神的あるいは身体的負担の軽減を目的として、医療法人や社会福祉法人といった法人格を有する財団が行う通所サービス。医療的なケアを要し、看護師の観察が必要な方が利用できる。サービス内容は、食事や入浴、排せつといった日常生活のケアから、機能の維持のためのリハビリテーション、家から事業所までの付き添い送迎などがある。
通所リハビリテーション （デイ・ケア）	病状が安定期にあり、計画的な医学管理の下におけるリハビリテーションを要すると主治医等が認めた要介護者等について、介護老人保健施設、病院または診療所おいて、心身機能の維持回復を図り、日常生活の自立を助けるために必要なリハビリテーションを行う。
短期入所生活介護 （ショートステイ）	老人短期入所施設、特別養護老人ホーム等に短期入所し、その施設で、入浴、排せつ、食事等の介護その他の日常生活上の世話および機能訓練を行う。
特定施設入居者生活介護 （有料老人ホーム等対象）	有料老人ホーム、経費老人ホーム等に入所している要介護者等について、その施設で、特定施設サービス計画に基づき、入浴、排せつ、食事等の介護、生活等に関する相談、助言等の日常生活上の世話、機能訓練および療養上の世話を行う。

福祉用具貸与	在宅の要介護者等について福祉用具の貸与を行う。
特定福祉用具販売	福祉用具のうち、入浴や排せつのための福祉用具その他の厚生労働大臣が定める福祉用具の販売を行う。
居宅介護住宅改修 （住宅改修）	手すりの取り付けその他の厚生労働大臣が定める種類の住宅改修費の支援。
居宅介護支援	在宅の要介護者等が在宅介護サービスを適切に利用できるよう、その者の依頼を受け、その心身の状況、環境、本人および家族の希望等を勘案し、利用するサービス等の種類、内容、担当者、本人の健康上・生活上の問題点、解決すべき課題、在宅サービスの目標および達成時期等を定めた計画（居宅サービス計画）を作成し、その計画に基づくサービス提供が確保されるよう、事業者等との連絡調整等の便宜の提供を行う。介護保険施設に入所が必要な場合は施設への紹介等を行う。

出典：一般財団法人厚生労働統計協会『国民衛生の動向 2018/2019』（2018）、公益財団法人長寿科学振興財団
　　　健康長寿ネットを著者改変
https://www.tyojyu.or.jp/net/kaigo-seido/chiiki-service/ryoyotsushokaigo.html

　地域包括ケアシステムでは、おおむね30分以内に必要なサービスが提供される日常生活圏域を一つの単位として想定していますので、利用する人の居住地域によって差があっては、在宅療養の基盤が揺らいでしまいます。市町村でサービス提供に差が出ないように、量と質の保証に努めることが介護サービスの充実強化です。

3）予防の推進

　人はだれでも平等に年を重ねていきます。高齢になればなるほど心身の老化は進行しますが、個人差があります。この個人差を生む要因の一つが予防活動実践の有無です。介護においても「予防」は重要な意義があります。人口が減少している半面、75歳以上人口は今後の増加が予測されていることから、介護を受けたい人は増加し、介護する人が減少傾向にあります。介護を必要とする時期を少しでも遅らせることで、心身の状態が良好に保たれる期間が長くなり、高齢者自身の希望がかなえ

られる機会や自分らしい生活が継続できる可能性が高くなります。

　これからの地域ケアシステムにおいては、「予防」を推進していくために地域社会の中で住民同士がつながり、心身機能や生活機能の「虚弱化」と「重度化」を遅らせる取り組みが求められています。

4）生活支援サービスの確保や権利擁護

　生活支援とは、心身の能力の低下、経済的理由、家族関係の変化などによって日常生活を続けることが困難な状況になっても、人としての尊厳が守られ地域社会での生活が継続できるように必要な支援を受けられることです。

　生活支援の内容は、食事の準備など事業としてサービス化ができる支援から、近隣の住民の声掛けや見守りなどの公的サービス外の支援まで幅広く、サービスの担い手もサービス事業者、ボランティア、一般住民など多様です。生活が困窮している人には、福祉サービスとしての提供が可能です。地域包括ケアシステムには、住民が主体となって、地域で手助けを必要としている人々への支援体制づくりも含まれています。

　また、加齢に伴い認知症や障害によって、財産や権利を守ることに不安を抱えている人には、本人に代わって財産や権利を守る権利擁護の相談窓口があります。同居家族がいない場合でも、財産や権利を守り社会生活が続けられるようにするための権利擁護事業です。

5）高齢者住まいの整備

　高齢になっても、「住み慣れた地域で生活が継続できる」ようにするためには、生活の基盤となる「すまい」の確保が重要です。これは、住む人の思いや心身の状況に合った住環境を整えることです。

　図7の地域包括ケアシステムの「植木鉢」にたとえられるように、地域の中に多くの植木鉢が存在し、それぞれの住民の思いや心身の状況にあった資源（サービス）を適切に組み合わせ、サービスとサービスが効

果的につながりを形成しながら、必要とする住民の元に届けられることで、高齢者が安心して「住み慣れた地域で生活が継続できる」ことをめざしています。

　具体的には、これまでの「すまい」に住み続けながら在宅系サービスを利用したり、サービス付き高齢者向け住宅の利用、施設・住居系サービスである介護老人福祉施設、認知症共同生活介護を利用するなど、高齢者の思いや心身の状況に応じて多様なサービスの組み合わせや選択が可能になります。

【地域包括ケアシステムの「植木鉢」】

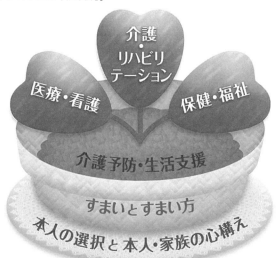

図7　地域包括ケアシステムの「植木鉢」

　「すまいとすまい方」を植木鉢、「介護予防・生活支援」を土、「医療・介護・保健・福祉」を葉にたとえて、そのあるべき姿を示したものです。
　「すまいとすまい方」を地域での生活の基盤となる「植木鉢」にたとえると、それぞれの「すまい」での生活を築いていくための「介護予防・生活支援」は、植木鉢に満たされる栄養を含んだ「土」と考えることができます。「植木鉢」と栄養豊富な「土」という環境があってこそ、専門職が提供する「医療・看護」、「介護・リハビリテーション」、「保健・福祉」の3枚の葉がその機能を十分に発揮できることを示しています。そして、「植木鉢」と「土」、「葉」は「本人の選択と本人・家族の心構え」の上に成り立っているのです。

出典：三菱 UFJ リサーチ&コンサルティング「地域包括ケア研究会 報告書 −2040 年に向けた挑戦−」平成 28 年度厚生労働省
　　　老人保健健康増進等事業 2017 年
https://www.murc.jp/sp/1509/houkatsu/houkatsu_01/h28_01.pdf

2．介護保険制度からみた介護予防

　介護保険制度からみた介護予防について紹介します。2000（平成12）年に施行された介護保険法は3年ごとに制度の見直しが行われています。2005（平成17）年の改正で、「予防重視型のシステムの確立」のもとに、①新予防給付、②地域支援事業が新たに創設されました。さらに「新たなサービス体系の確立」のもとに、①地域密着型サービスの創設、②住居系サービスの充実、③地域包括ケア体制の整備、④中・重度者の支援強化、医療と介護の連携・機能分担の4項目が盛り込まれました。

　項目ごとに具体的な内容をみていきましょう。施行当初の介護保険制度では、介護の必要度は6段階に区分されていました。最も軽度の「要支援」、「要介護1～5」です。しかし、「予防重視型のシステムの確立」の①新予防給付では、要支援が2つに区分されて「要支援1～2、要介護1～5」の7段階となり、介護予防ケアマネジメントは地域包括支援センターが実施することになりました（☞ P.70 参照）。

表2　要介護（要支援）状態区分別にみた年間継続受給者数の変化別割合

（単位：%）

		平成 31 年 3 月							
		総数 (3,662.9千人)		要支援1 (183.3千人)	要支援2 (318.3千人)	要介護1 (757.6千人)	要介護2 (795.7千人)	要介護3 (630.6千人)	要介護4 (554.8千人)	要介護5 (422.6千人)
平成30年4月	総数 (3,662.9千人)	(100.0)	100.0	5.0	8.7	20.7	21.7	17.2	15.1	11.5
	要支援1 (203.8千人)	(5.6)	100.0	75.9	13.0	7.5	2.3	0.8	0.5	0.1
	要支援2 (328.6千人)	(9.0)	100.0	5.5	78.1	8.8	5.2	1.5	0.8	0.2
	要介護1 (854.7千人)	(23.3)	100.0	0.8	2.3	73.4	15.8	5.1	2.1	0.6
	要介護2 (800.7千人)	(21.9)	100.0	0.3	1.2	7.6	71.7	13.0	4.8	1.4
	要介護3 (608.4千人)	(16.6)	100.0	0.2	0.6	2.5	7.3	70.4	14.2	4.7
	要介護4 (517.2千人)	(14.1)	100.0	0.1	0.4	1.5	3.3	7.9	73.7	13.1
	要介護5 (349.5千人)	(9.5)	100.0	0.0	0.1	0.5	1.0	2.0	7.9	88.5

出典：厚生労働省「平成30年度　介護給付費等実態統計の概況（平成30年5月審査分～平成31年4月審査分）」
https://www.mhlw.go.jp/toukei/saikin/hw/kaigo/kyufu/18/dl/11.pdf

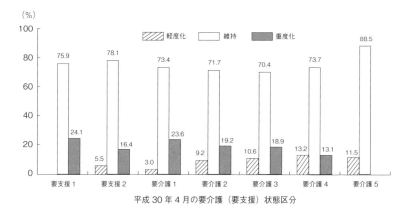

図8　要介護（要支援）状態区分別にみた年間継続受給者数の変化割合
出典：厚生労働省「平成30年度　介護給付費等実態統計の概況（平成30年5月審査分〜平成31年4月審査分）」
https://www.mhlw.go.jp/toukei/saikin/hw/kaigo/kyufu/18/dl/11.pdf

　改正の背景には、加齢による筋力低下、転倒・骨折、関節疾患などにより徐々に生活機能が低下していく「廃用症候群（生活不活発病）」の状態にある方やその可能性の高い方が増加したこと、介護が必要な状態の区分では要支援、要介護1の方が増加したことが挙げられます。
　表2、図8から要支援1の認定者で1年間状態を維持できた人が75.9％、悪化した人が24.1％と、要介護（要支援）状態区分の中で悪化した人の割合が最も多いことを示しています。
　なぜ、最も軽い要支援の方が悪化しやすいのでしょう。様々な理由が考えられますが、「廃用症候群（生活不活発病）」の状態を改善させるために必要以上のサービスを利用することで、改善の可能性を低下させてしまっていることが大きな要因として挙げられます。そこで新予防給付では、要支援1〜要介護1の状態区分の方が利用できる介護保険制度のサービス内容を見直し、特殊寝台（介護ベッド）、車椅子を給付対象から除外しました。
　さらに、介護予防ケアマネジメントは、要支援・要介護状態になることを防ぐ介護予防事業との一貫性・連続性を重視しつつ、市町村が責任

を持って行う仕組みとなりました。つまり、一般事業者である居宅介護支援事業所の介護支援専門員ではなく、市町村に設置された地域包括支援センターがマネジメントを行い、市町村が実施する介護予防事業（行政サービス）とのつながりを持ったサービスに移行したのです。

〔地域密着型介護予防サービス〕
・介護予防小規模多機能型居宅介護
・介護予防認知症対応型通所介護
・介護予防認知症対応型共同生活介護（グループホーム）

〔地域密着型サービス〕
・定期巡回・随時対応型訪問介護看護
・小規模多機能型居宅介護
・認知症対応型通所介護
・認知症対応型共同生活介護（グループホーム）
・地域密着型特定施設入居者介護生活介護
・地域密着型介護老人福祉施設入所者生活介護
・看護小規模多機能型居宅介護
・地域密着型通所介護

地域密着型サービスは、2005年の改正で誕生し、2011年の改正で新たなサービスが加わり現在のサービス等の種類となっています。

　介護予防事業とは、②**地域支援事業**に位置付けられた事業です。地域の高齢者のうち要支援・要介護になるおそれの高い方を対象に、運動器の機能向上（筋力や関節可動域の維持、歩行能力の維持など）、栄養改善（低たんぱく血症の予防）、口腔機能の向上（咀嚼、嚥下機能低下予防）、閉じこもり予防・支援、認知症予防・支援、うつ予防・支援を行っています。（☞ P.70）

「新たなサービス体系の確立」の①**地域密着型サービスの創設**では、地域の特性に応じた多様で柔軟なサービス提供をめざし、市町村が事業者の指定・監督を行います。これまで介護サービス提供地域は都道府県単位と広範囲でしたが、市町村に地域が縮小されたことで、利用者の住み慣れた地域でのサービス利用が可能になりました。

　「新たなサービス体系の確立」の②**住居系サービスの充実**では、サービス付き高齢者向け住宅についてみていきましょう。これまでは、住まいと食事や生活支援のサービスが一体となっている有料老人ホームやケア付きマンションなど経済的負担の大きいサービスまたは、安価で入居できても待機者が多い特別養護老人ホームや介護サービスが提供されないケアハウスが主流でした。サービス付き高齢者向け住宅は、安否確認や生活相談は必須サービスとして提供され、介護サービスは住宅の運営主体や外部の事業者と別に契約を結ぶことで提供される住まいです。介護が必要な状態になった場合は、かかりつけ医師による訪問診療や往診を依頼し、介護認定を受けることで介護保険制度のサービスを受けることが可能ですので、住み替える必要がありません。高齢者が安心して住み続けられる住まいのサービスです。

　「新たなサービス体系の確立」の③**地域包括ケア体制の整備**では、市町村に地域の中核機関として、"地域包括支援センター"が設置されました。詳細は、P.69 地域包括支援センターの役割（地域支援事業・介護予防）をご覧ください。

　介護保険制度における介護予防についてみてきましたが、地域包括ケアシステムはいつ介護保険法の中に位置付けられたのでしょう。2014（平成26）年に、「地域における医療および介護の総合的な確保を推進するための関係法律の整備等に関する法律（医療介護総合確保推進法）」が成立したことを受けて、介護保険法が2015（平成27）年に改正され、「地域包括ケアシステムの構築」が明文化されました。

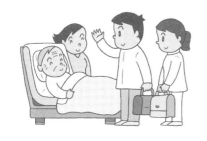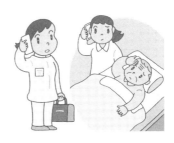

在宅医療のようす

在宅医療は、今まで暮らしてきた自宅で、病院と同様の医療サービスが受けられる仕組みです。在宅医療を支える在宅療養支援診療所の医師や歯科医師、訪問看護師、理学療法士、薬剤師や管理栄養士などの医療専門職種が、連携して在宅で療養する人々と家族の皆さんを支援するサービスです。

Point ▼「地域包括ケアシステム」は、住み慣れた地域で自分らしい暮らしを人生の最後まで続けることができるように考えられた仕組み。

Point ▼「医療・介護・予防・生活支援・住まい」が一体的に提供されることが求められている。

3. 在宅医療の姿

1）在宅医療を支える体制

　在宅医療とは、病院において外来受診や入院治療を受けることと同様に、かかりつけ医や看護師など医療関係職種が、自宅等に訪問して診療や看護等を継続的に行うことです。歯科治療においては、訪問歯科診療が行われています。また、療養者や家族の在宅介護等の相談、指導の必要に応じて、薬剤師、管理栄養士、理学療法士などが自宅等に訪問して必要な指導やリハビリテーションを行います。

　皆さんのなかには、医師が自宅で診療すると聞くと「往診」という言葉を思い浮かべる方も多いのではないでしょうか。「訪問診療」との違いは何でしょう。往診は、急な発病や一時的な病状悪化のため、本人や家族の依頼を受けて、医師が自宅等へ訪問して診療を行うことです。そして訪問診療は、すでにかかりつけ医と本人や家族が相談をした上で、かかりつけ医の医学的判断に基づき定期的に自宅等に訪問し診療を行うことをさしています。

　また、自宅等で療養する人々の医療を支えているのが、在宅療養支援診療所です。2006（平成18）年に創設され、療養する人々と家族への24時間対応の窓口となり、必要に応じて他の病院、診療所と連携を図りながら、24時間往診・訪問看護を提供できる体制をとっています。

　2008（平成20）年には、診療所のない地域において在宅医療の担い手が病院となっている現状に即して、在宅療養支援診療所と同様のサービス提供機関として在宅療養支援病院が誕生しました。許可ベッド数が200床未満であり、当該病院半径4km以内に診療所が存在しないこと、24時間連絡窓口があり、往診可能な体制が確保されていることが要件となっています。

2）在宅医療を受けられる条件

　高齢者の健康に関する意識調査の結果によると、54.6％の人が自宅で最期を迎えたいと回答しています（図9円グラフ）。また、末期のがんであっても、食事がよくとれ、痛みもなく、意識や判断力は健康なときと同様の場合、71.7％の人が人生の最終段階を居宅で過ごしたいと希望しています（図9帯グラフ）。しかし、日本は国際的にみても病院で最期を迎える人が多く、約80％を占めています。自宅で最期を迎えたいと希望しても、その願いが叶えられる人は20％に及びません。

　在宅医療に移行することができた人は、どのような条件が満たされたからなのでしょうか。図10は、在宅療養者が在宅を選択した理由を示したものです。理由の1位は、「必要な在宅医療・介護サービスが確保できたため」、2位は、「病状等から、医療機関における医療が必要ないため」、3位は、「家族等の介護者が確保できたため」という結果でした。
　この結果から、在宅医療を選択できる条件として、①病状が安定していて、入院医療の必要性がない。②家族・介護者がいて且つ在宅医療・介護サービスの確保ができる。この2つの条件が満たされれば、在宅療養は可能になると言えるでしょう。しかし、高齢者の割合が増加し現役世代の減少が予測されている現在、家族等の介護者の確保は難しいと考えられます。さらに、病院のベッド数が不足して、高齢者全員の医療ニーズに応えることは不可能であることは、P.43「高齢者の看取りの場の不足」でも述べた通りです。

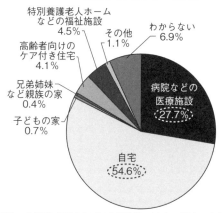

【最期を迎えたい場所】

特別養護老人ホーム
などの福祉施設
4.5%
高齢者向けの
ケア付き住宅
4.1%
兄弟姉妹
など親族の家
0.4%
子どもの家
0.7%
その他
1.1%
わからない
6.9%
病院などの
医療施設
27.7%
自宅
54.6%

資料：内閣府「平成 24 年度高齢者の健康に関する意識調査」（2014 年）
（注）　1．全国の 55 歳以上の男女が対象（有効回答数：1,919 人）
　　　　2．設問は、「万一、あなたが治る見込みがない病気になった場合、
　　　　　　最期はどこで迎えたいですか」

【ケース別にみた「人生の最終段階を過ごしたい場所」】

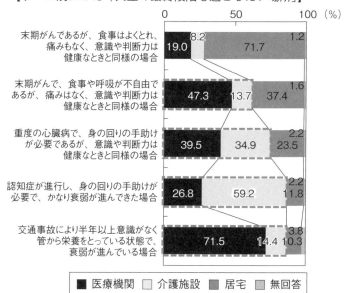

末期がんであるが、食事はよくとれ、
痛みもなく、意識や判断力は
健康なときと同様の場合
19.0　8.2　71.7　1.2

末期がんで、食事や呼吸が不自由で
あるが、痛みはなく、意識や判断力は
健康なときと同様の場合
47.3　13.7　37.4　1.6

重度の心臓病で、身の回りの手助け
が必要であるが、意識や判断力は
健康なときと同様の場合
39.5　34.9　23.5　2.2

認知症が進行し、身の回りの手助けが
必要で、かなり衰弱が進んできた場合
26.8　59.2　11.8　2.2

交通事故により半年以上意識がなく
管から栄養をとっている状態で、
衰弱が進んでいる場合
71.5　14.4　10.3　3.8

■ 医療機関　□ 介護施設　■ 居宅　■ 無回答

資料：厚生労働省医政局「人生の最終段階における医療に関する意識調査」（2014 年）

図 9　人生最終段階について－最期を迎えたい場所－

出典：厚生労働省「平成 28 年版厚生労働白書 －人口高齢化を乗り越える社会モデルを考える－」
https://www.mhlw.go.jp/wp/hakusyo/kousei/16/dl/1-02.pdf

【在宅療養患者が在宅を選択した理由】

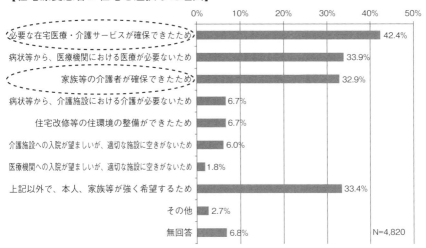

理由	割合
必要な在宅医療・介護サービスが確保できたため	42.4%
病状等から、医療機関における医療が必要ないため	33.9%
家族等の介護者が確保できたため	32.9%
病状等から、介護施設における介護が必要ないため	6.7%
住宅改修等の住環境の整備ができたため	6.7%
介護施設への入院が望ましいが、適切な施設に空きがないため	6.0%
医療機関への入院が望ましいが、適切な施設に空きがないため	1.8%
上記以外で、本人、家族等が強く希望するため	33.4%
その他	2.7%
無回答	6.8%

N=4,820

※在宅療養を行う患者について医療機関が確認したデータ　　「医療施設・介護施設の利用者に関する横断調査」より

図10　在宅療養を行うことができた理由

出典：厚生労働省医政局指導課在宅医療推進室「在宅医療の最近の動向」
https://www.mhlw.go.jp/seisakunitsuite/bunya/kenkou_iryou/iryou/zaitaku/dl/h24_0711_01.pdf

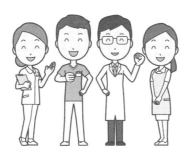

3）在宅看護の体制

　在宅看護において、重要な役割を担っているのが訪問看護です。訪問看護とは、病気またはケガにより自宅等で継続した療養が必要な人に対し、療養上の世話や診療の補助を行うサービスです。1992（平成4）年高齢者を対象とした老人訪問看護制度が開始され、2年後の1994（平成6）年からは年齢に関係なく必要と認められる人が利用できる訪問看護制度になり、病院・診療所、訪問看護ステーションから提供されています。2000（平成12）年からは、介護保険制度でも訪問看護を利用することができるようになりました。

　入院治療が終了し、外来通院が可能であると言われても、病気に詳しい知識のない一般の人にとって、退院は不安や心配が伴うこともあります。そこで、在宅でも看護サービスが受けられる制度が整ったことで、退院後も継続した治療や医療処置、リハビリテーションなどを必要とする場合でも安心して在宅療養に移行できるようになりました。

　訪問看護では、自宅で療養する上で必要な知識や注意すること、家族介護の指導や困ったときの相談、病状が心配なときや急に変化したときの緊急対応など様々な状況に応じて、医師と連携したサービスを提供しています。在宅療養で不安に感じることの多い夜間の対応も、24時間連絡体制・対応体制をとっている病院・診療所または訪問看護ステーションが多くなったので安心して利用することができます。

　訪問看護を提供している病院・診療所や訪問看護ステーションの事業所数は増えているのでしょうか。図11は、訪問看護を実施している病院・診療所と訪問看護ステーション事業所数の年次推移を示しています。

　介護保険制度が始まって間もない2002（平成14）年に比較して、2017（平成29）年では、医療保険・介護保険に関係なく訪問看護ステーション数は約2倍に増加していますが、介護保険の訪問看護を実施する病院・診療所数は減少し1/2以下になっています。

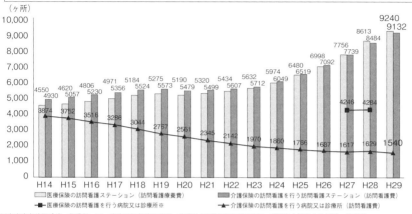

※在宅患者訪問看護・指導料、同一建物居住者訪問看護・指導料及び精神科訪問看護・指導料を算定する病院・診療所
「医療費の動向調査」の概算医療費データベース（各年5月審査分、平成29年のみ4月審査分）、NDBデータ（各年5月診療分）、
「介護給付費実態調査」（各年4月審査分）より

図11　訪問看護の実施事業所・医療機関数の年次推移
出典：厚生労働省中央社会保険医療協議会「在宅医療（その4）」平成29年11月15日資料
https://www.mhlw.go.jp/file/05-Shingikai-12404000-Hokenkyoku-Iryouka/0000186845.pdf

■平成23年と平成28年の訪問看護ステーション数及び増加率

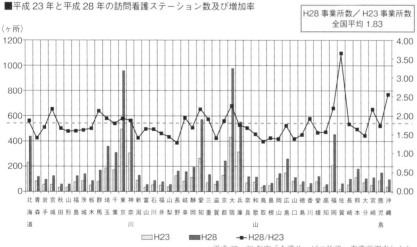

平成23、28年度「介護サービス施設・事業所調査」より

図12　都道府県別　訪問看護ステーション数の推移
出典：厚生労働省中央社会保険医療協議会「在宅医療（その4）」平成29年11月15日資料
https://www.mhlw.go.jp/file/05-Shingikai-12404000-Hokenkyoku-Iryouka/0000186845.pdf

図12は、都道府県別訪問看護ステーション数の推移を示しています。東京都、大阪府など人口が集中している都市では、2011（平成23）年の時点で400事業所以上ありましたが、5年後の2016（平成28）年には2倍以上に増加しています。全国平均の増加率は1.83と全国的に増加していることがわかります。

　図13は、10歳ごとの年齢階級別に訪問看護ステーション利用者数の年次推移を示しています。2017（平成29）年のデータでは、60歳以上の利用者が全利用者の半数以上を占めています。しかし、0〜9歳の乳児や幼児、小学校低学年の児童の利用者が増加傾向にあります。出生時

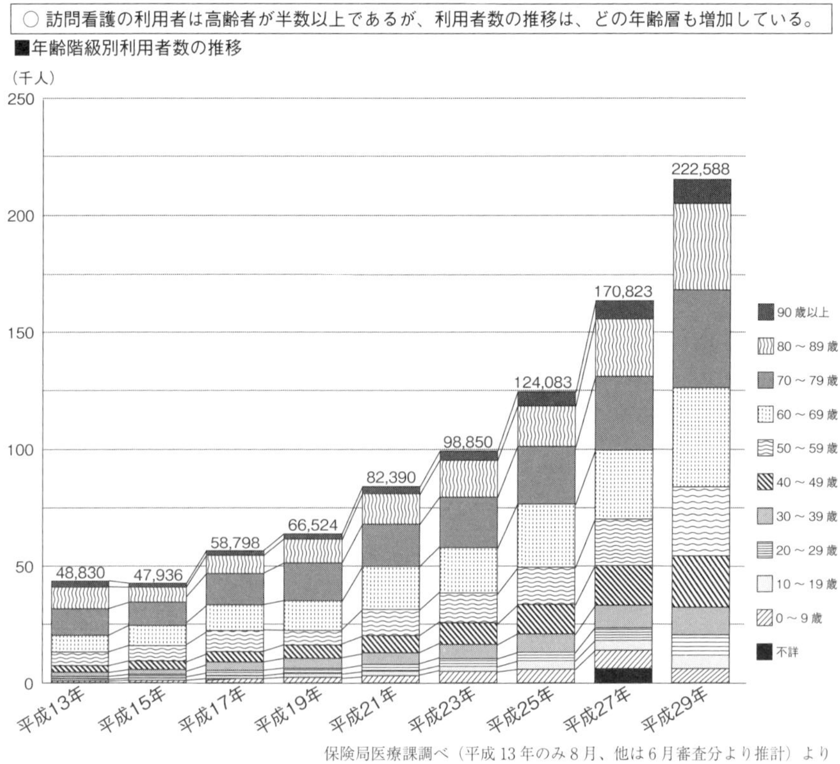

○ 訪問看護の利用者は高齢者が半数以上であるが、利用者数の推移は、どの年齢層も増加している。

■年齢階級別利用者数の推移

（千人）

保険局医療課調べ（平成13年のみ8月、他は6月審査分より推計）より

図13　年齢階級別訪問看護ステーション利用者数の推移
出典：厚生労働省中央社会保険医療協議会「在宅医療（その4）」平成29年11月15日資料
https://www.mhlw.go.jp/file/05-Shingikai-12404000-Hokenkyoku-Iryouka/0000186845.pdf

凡例：
- 90歳以上
- 80〜89歳
- 70〜79歳
- 60〜69歳
- 50〜59歳
- 40〜49歳
- 30〜39歳
- 20〜29歳
- 10〜19歳
- 0〜9歳
- 不詳

各年の合計値：
- 平成13年：48,830
- 平成15年：47,936
- 平成17年：58,798
- 平成19年：66,524
- 平成21年：82,390
- 平成23年：98,850
- 平成25年：124,083
- 平成27年：170,823
- 平成29年：222,588

からの障がいや難病など小児慢性特定疾患に認定された医療管理を必要とする利用者が増加しているためです。

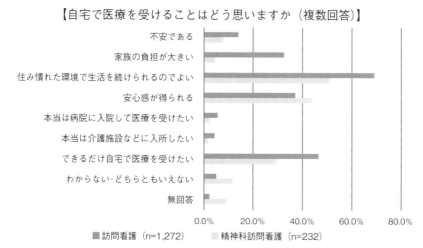

【自宅で医療を受けることはどう思いますか（複数回答）】

■ 訪問看護（n=1,272）　　■ 精神科訪問看護（n=232）

「機能強化型訪問看護ステーションの実態と訪問看護の実施状況調査」における報告　平成 27 年より

図 14　自宅で医療を受けることへの思い
出典：厚生労働省中央社会保険医療協議会 検 -2-127.10.23
「機能強化型訪問看護ステーションの実態と訪問看護の実施状況調査」における報告書（案）の概要を参考に著者作成
https://www.mhlw.go.jp/file/05-Shingikai-12404000-Hokenkyoku-Iryouka/0000102152.pdf

4 ）在宅医療と介護の連携

2015（平成 27）年から在宅医療と介護連携推進事業が進められています。市町村が実施する地域支援事業には、①介護予防・日常生活支援総合事業と②包括支援事業があり、②の内容は地域包括支援センター運営に関する事業と、社会保障に関する事業の 2 つに区分されています。

「在宅医療・介護連携推進事業」は、包括支援事業の社会保障充実に関する事業に位置付けられ（表 3）、「切れ目のない在宅医療と在宅介護の提供体制の構築推進」「医療・介護関係者の情報共有の支援」「在宅医療・介護連携に関する関係市区町村の連携」「地域住民への普及啓発」などを盛り込んでいます。

表3　市町村が実施する地域支援事業

<table>
<tr><td rowspan="4">市町村が実施する事業</td><td colspan="2">◎地域支援事業</td></tr>
<tr><td colspan="2">○介護予防・日常生活支援総合事業（要支援1-2, それ以外の者）

（1）介護予防・生活支援サービス事業
・訪問型サービス
・通所型サービス
・生活支援サービス（配食等）
・介護予防支援事業（ケアマネジメント）

（2）一般介護予防事業
・介護予防把握事業
・介護予防普及啓発事業
・地域介護予防活動支援事業
・一般介護予防事業評価事業
・地域リハビリテーション活動支援事業</td></tr>
<tr><td>○包括支援事業
　（地域包括支援センターの運営）
(1)総合相談支援業務
(2)権利擁護業務
(3)包括的・継続的ケアマネジメント支援業務
(4)地域ケア会議の充実</td><td>○包括支援事業（社会保障充実分）
(1)在宅医療・介護連携推進事業
(2)生活支援体制整備事業
(3)認知症総合支援事業
(4)地域ケア会議推進事業</td></tr>
<tr><td colspan="2">○任意事業　・介護給付費適正化事業　・家族介護支援事業　・その他の事業</td></tr>
</table>

出典：厚生労働省社会保障審議会 介護保険部会（第58回）参考資料1 平成28年5月25日
「地域支援事業の推進（参考資料）」を参考に著者作成
https://www.mhlw.go.jp/file/05-Shingikai-12601000-Seisakutoukatsukan-Sanjikanshitsu_Shakaihoshoutantou/0000125468.pdf

　地域全体を見渡し、中立的な立場で関係者間の調整を行うことができる市町村が中心となって地域の在宅医療・介護連携を展開していくことで、地域包括ケアシステム実現のための在宅医療・多職種協働による支援体制の拠点づくりをめざしています。

　在宅医療と介護の連携は、医療者側から介護関係者側への連携を図り顔の見える関係性が築かれることで、医療者側の介護への理解が深まること、また、介護関係者側にとっては医療関係者へのアプローチが容易になり医療分野への知識の充実が図られることなどの利益が期待されています。

　在宅医療と介護の連携によって切れ目のない在宅医療と在宅介護の提供が実現すると、病状の心配や介護の心配を個人で背負うことなく、サービスの利用によって、病院から在宅医療へとスムーズに移行することが可能になります。家族・介護者の確保が難しい高齢者の一人暮らしであっても、住み慣れた地域で自分らしく住み続けることができるようになるでしょう。

5）地域包括ケアの推進

2011（平成23）年6月に介護保険法第5条第3項の規定が改正され、地域包括ケアに係る理念規定が次のように創設されました。

「国及び地方公共団体は、被保険者が、可能な限り、住み慣れた地域でその有する能力に応じ自立した日常生活を営むことができるよう、保険給付に係る保健医療サービス及び福祉サービスに関する施策、要介護状態となることの予防又は要介護状態等の軽減若しくは悪化の防止のための施策並びに地域における自立した日常生活の支援のための施策を、医療及び居住に関する施策との有機的な連携を図りつつ包括的に推進できるよう努めなければならない」

具体的には、一人ひとりの高齢者を自助（自分自身の努力）・互助（地域住民の助け合い）・共助（保健・医療・看護・介護専門職の連携支援）・公助（公的な制度による援助）の組み合わせにより地域で包括的に支えるということです。このような包括的ケアの提供を可能とする地域の仕組みや体制を「地域包括ケアシステム」と言います。

地域包括ケアシステムとは、市町村が主体となり私たちが生活している住まいからおおむね30分以内の地域（日常生活圏域）を単位として、重度な要介護状態になっても、住み慣れた地域で自分らしい暮らしを人生の最後まで続けることができるようにする支援体制のこと。病気になったら医療サービス、介護が必要になったら看護・介護サービス、病気や介護などの相談が必要なときは相談窓口やサービスの調整、いつまでも元気で暮らすために生活支援や介護予防サービスなどをバラバラではなく、一体的に切れ目なく提供される仕組みづくりをめざしています。

○　団塊の世代が75歳以上となる2025年を目途に、重度な要介護状態となっても住み慣れた地域で自分らしい暮らしを人生の最後まで続けることができるよう、住まい・医療・介護・予防・生活支援が一体的に提供される地域包括ケアシステムの構築を実現していきます。

○　今後、認知症高齢者の増加が見込まれることから、認知症高齢者の地域での生活を支えるためにも、地域包括ケアシステムの構築が重要です。

○　人口が横ばいで75歳以上人口が急増する大都市部、75歳以上人口の増加は緩やかだが人口は減少する町村部等、高齢化の進展状況には大きな地域差が生じています。

　　地域包括ケアシステムは、保険者である市町村や都道府県が、地域の自主性や主体性に基づき、地域の特性に応じて作り上げていくことが必要です。

地域包括ケアシステムの姿

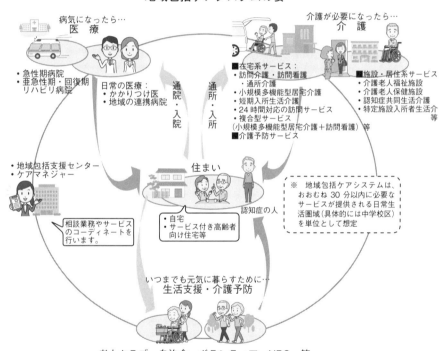

平成28年3月　地域包括ケア研究会報告書より

図15　地域包括ケアシステム構築に向けて

出典：厚生労働省「地域包括ケアシステム」を参考に著者改変
https://www.mhlw.go.jp/seisakunitsuite/bunya/hukushi_kaigo/kaigo_koureisha/chiiki-houkatsu/dl/link1-4.pdf

6）地域包括支援センターの役割（地域支援事業・介護予防）

（1）地域包括支援センターの位置づけ

　皆さんのお住まいの地域に設置されている「地域包括支援センター」。行政（市町村）機能の一部として、地域包括ケアシステムの中核的な機関としての役割を担っています。行政直営型と委託型があり、行政直営型は市町村の行政施設内に設けられ、委託型は社会福祉法人、社会福祉協議会、医療法人が運営するサービス提供施設等に併設されています。

　中学校区に１カ所設置されている地域包括支援センター間の総合調整や介護予防に係るマネジメント、地域ケア会議等の後方支援を行う基幹的機能を持つセンターがあったり、権利擁護業務（虐待事例の対応等）や認知症支援等の機能を強化し、当該分野での対応、センター業務を支援できる機能強化型センターがあったりします。

（2）地域包括支援センター数と配置職種

　2018（平成30）年度のデータでは、地域包括支援センター設置数は5079カ所で、ブランチ（出先機関）・サブセンターを含めると7256カ所まで増加しています。各センターが中学校区単位で設置されており、住民の日常生活圏域に相当しています。

　地域包括支援センターに配置されている専門職は、保健師（経験のある看護師）、社会福祉士、主任介護支援専門員の３職種を中心に、介護支援専門員、看護師等が配置され、１センター当たりの平均職員数は6.0人となっています。

（3）地域包括支援センターの業務の内訳と事業内容

　地域包括性支援センターにおける主な業務は地域支援事業で、「被保険者が要介護状態等になることを予防するとともに、要介護状態等となった場合においても、可能な限り、地域において自立した日常生活を営むことができるよう支援する」ためのものと定義されています。事業内容は次の３つです。

> Ⅰ．介護予防・日常生活支援総合事業
> Ⅱ．包括支援事業
> Ⅲ．任意事業

Ⅰ．介護予防・日常生活支援総合事業

（1）介護予防・生活支援サービス事業

訪問型サービス、通所型サービス、生活支援サービス、介護予防ケアマネジメント。

（2）一般介護予防事業

介護予防把握事業、介護予防普及啓発事業、地域介護予防活動支援事業、地域リハビリテーション活動支援事業、一般介護予防事業評価事業。

Ⅱ．包括支援事業

　地域包括支援センターの運営に係る事業と社会保障充実に係る事業に分かれます。地域包括支援センター運営に係る事業は、①総合相談支援事業、②権利擁護事業、③包括的・継続的ケアマネジメント支援業務、④地域ケア会議の充実があります。

① 　総合相談支援事業

　地域の高齢者が、住み慣れた地域で安心してその人らしい生活をし続けていくことができるようにするため、どのような支援が必要かを把握し、地域における適切なサービス、関係機関及び制度の利用につなげる等の事業を行います。

② 　権利擁護事業

　権利の侵害を受けるまたは、受ける可能性が高い高齢者が、地域で安心して尊厳のある生活を継続できるよう、権利侵害の防止および対応、判断力を欠くような状況にある人への支援を行います。

③　包括的・継続的ケアマネジメント支援業務

　ケアマネジャーの技術向上のため、ケアマネジャーの日常的個別指導、支援困難事例等への指導・助言、ケアマネジメントの公正・中立性の確保を図るため、地域のケアマネジャーの後方支援をするとともに、多職種の連携・協働による長期継続ケアの支援を行います。

④　地域ケア会議の充実

　高齢者一人ひとりに対する支援の充実と、それを支える社会基盤の整備を同時に進めていくために、地域包括支援センター等が中心となって行います。会議は、個別ケース（困難事例等）の支援内容の検討を医療、看護・介護等の多職種が協働して行います。具体的には、対象となった個別ケースのケアマネジメント支援や地域新ネットワークの構築、地域課題の把握などです。

　Ⅲ．任意事業は、介護給付適正化事業、家族介護支援事業など市町村の実情に応じた事業が含まれます。

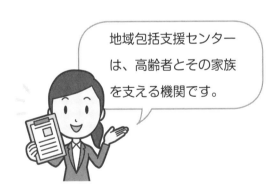

地域包括支援センターは、高齢者とその家族を支える機関です。

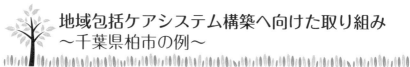

地域包括ケアシステム構築へ向けた取り組み
～千葉県柏市の例～

　千葉県柏市の地域包括ケアシステムに向けた取り組みを紹介します。千葉県の北西部に位置する柏市は人口40万4000人、高齢化率22.9%（2014年）で、つくばエクスプレス等鉄道3路線が通るとともに、利根川水系の湖沼である手賀沼を有するなど自然環境にも恵まれ、都会の街並みと自然の豊かさが調和する地域です。

　同市では、在宅医療を推進する取り組みを行政が中心となって、関係職種が話し合う体制を構築し、関係づくりとルールづくりを行っています。図16に示した推進体制により次のような取り組みを行っています。

　①在宅医療従事者の負担軽減の支援として、主治医・副主治医システムの構築、医療・看護・介護の連携体制の確立、情報共有システム等の構築。

　②効率的な医療提供のための多職種連携では、在宅医療チームのコーディネート、在宅医療を行う診療所・訪問看護の充実を図る。

　③在宅医療に関する地域住民への普及啓発活動の実施。

　④在宅医療に従事する人材育成として在宅医療研修の実施。

　⑤地域医療拠点の整備。

①から⑤を達成するために、柏市（行政）が事務局となり、医師会、薬剤師会、歯科医師会、訪問看護連絡会、ケアマネ協議会、在宅リハビリ連絡会、在宅栄養士会、地域包括支援センターが連携体制をとって取り組んでいます。

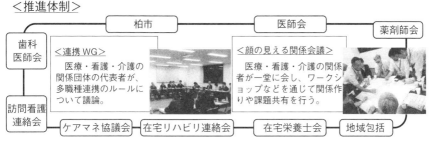

柏市における在宅医療推進の取り組み

在宅医療を推進するため、行政（柏市）が事務局となり、医師会をはじめとした関係者と話し合う体制を構築し、関係作りとルール作りを行う。

＜推進体制＞

柏市　医師会　薬剤師会

歯科医師会

＜連携WG＞
医療・看護・介護の関係団体の代表者が、多職種連携のルールについて議論。

＜顔の見える関係会議＞
医療・看護・介護の関係者が一堂に会し、ワークショップなどを通じて関係作りや課題共有を行う。

訪問看護連絡会

ケアマネ協議会　在宅リハビリ連絡会　在宅栄養士会　地域包括

図16　在宅医療推進の取り組み事例—千葉県柏市—

出典：厚生労働省「地域包括ケアシステム構築へ向けた取組事例 〜千葉県柏市の取組〜行政と医師会の協働による在宅医療の推進と医療介護連携」
https://www.mhlw.go.jp/seisakunitsuite/bunya/hukushi_kaigo/kaigo_koureisha/chiiki-houkatsu/dl/model04.pdf

第3章　在宅医療・看護に関する制度や法律

　本章では、地域で療養生活を送るにあたって、特に介護保険制度と障害者（児）支援について説明します。

《地域で療養生活を送るには》

　医療的な支援を必要とする方が地域で療養生活を送るには、療養者の住まいに医療者が出向くか、療養者が病院に通院する方法があります。療養者の住まいに医療者が出向く具体的な例としては、訪問診療・訪問看護が挙げられます（訪問看護については、P.86 を参照）。

　また、医療的な支援の有無にかかわらず、療養生活を支えていくためには介護を担う家族や、それに代わる存在が必要です。さらに、先の見えない療養生活を送るには、療養者だけでなく介護を担う家族も支えていくことが重要です。そのため、わが国では地域で療養する本人や家族を支える様々な制度が存在します。これらの制度は、利用者側が申請することで利用できるものがほとんどです。

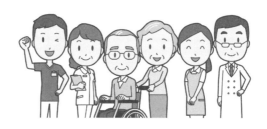

◇プラスワン◇介護保険

　介護保険制度とは、介護を必要とするものやその家族を社会全体で支えていく仕組みとして、2000年から始まった制度です。介護保険制度は、市町村や特別区が保険者です。

　介護保険を利用できる被保険者は、年齢により"第1号被保険者（65歳以上の者）と第2号被保険者（40歳以上65歳未満の者）"に区分されます。また、介護保険を利用するためには、介護認定を受ける必要があります。第2号被保険者は、介護認定を受けるだけでなく、医療保険者であることや介護特定16疾病（☞P.78）に該当していることも要件となっています。

1．介護保険を上手に利用するには

　介護保険制度とは、高齢者の介護を社会全体で支え合うしくみです。介護保険は、高齢者の自立を支援することを理念としており、介護保険を利用する人が受けるサービスを選択していくという、利用者本位の制度となっています。そのため、介護保険を利用するには申請が必要です。

　ここでは、介護保険申請からサービス利用開始までの流れを、具体的な事例（Aさん、男性、80代）を紹介しながら説明していきます。

Aさん（男性　80代）の事例

　Aさんは、6カ月前に左上下肢に脱力感を感じて病院に救急搬送され、脳梗塞と診断されました。手術は行わずに薬物治療を受け、病状は快方に向かいリハビリテーションを行いましたが、左半身不全麻痺は回復せず、自宅退院の方針となりました。

　Aさんは3年前に妻と死別し、現在一人で暮らしています。一人息子のBさんは家庭を持ち、近隣で生活しています。Bさん夫婦は共働きをしながら、週末は高校生の子どもを連れてAさん宅を訪れていました。

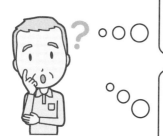

Aさん

自宅には帰りたいけど、左手足が動かせない状況で、以前のように一人で暮らせるのか心配だなぁ。

利き手（右手）は使えるから、ご飯を食べたりトイレに行ったりはできるけど、家事すべてをこなすのは難しい。

これ以上筋力が落ちないようにリハビリは続けたい。
持病の心不全が悪化しないか心配。
現在飲んでいる薬は多いが、用意してくれたら自分で飲めそう。

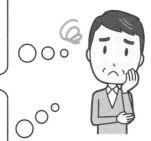

父さんを一人にさせるのは不安だけれど、平日は自分も妻も仕事があるので、ずっと介護をするのは難しい。

B さん

休日なら、介護はできそう。月1回ぐらいは、仕事を調整して病院受診に付き添えると思う。

子どもが高校生で、これからもお金がかかるので、父さんの貯蓄や年金の範囲内でできることを考えたい。

1) 介護保険制度を利用できる人は

　Aさんは自宅退院に向けて、介護保険の申請を行うことになりました。介護保険を利用できるのは、下のような人となっています。

◆65 歳以上の人（第1号被保険者）
　どんな病気やけがが原因で介護が必要になったかは問われませんが、介護が必要と認定された人がサービスを利用できます。

＊保険証は 65 歳以上の人に交付されます

◆ 40 歳〜 64 歳の人（第 2 号被保険者）

　特定疾病*が原因となって、介護が必要であると認定された人がサービスを利用できます（特定疾病以外の病気等が原因で介護が必要となった場合は、介護保険の対象にはなりません）。

＊保険証は、要介護・要支援の認定を受けた人に交付されます。

＊特定疾病とは、介護保険法に定める、加齢に伴って生ずる心身の変化に起因する疾病で、以下 16 の疾病があります。

①がん（医師が一般に認められている医学的知見に基づき回復の見込みがない状態に至ったと判断したものに限る）
②関節リウマチ
③筋萎縮性側索硬化症
④後縦靭帯骨化症
⑤骨折を伴う骨粗鬆症
⑥初老期における認知症
⑦進行性核上性麻痺、大脳皮質基底核変性症およびパーキンソン病（パーキンソン病関連疾患）
⑧脊髄小脳変性症
⑨脊柱管狭窄症
⑩早老症
⑪多系統萎縮症
⑫糖尿病性神経障害、糖尿病性腎症および糖尿病性網膜症
⑬脳血管疾患
⑭閉塞性動脈硬化症
⑮慢性閉塞性肺疾患
⑯両側の膝関節又は股関節に著しい変形を伴う変形性関節症

2）介護保険利用の流れ

　Aさんは入院中のため、介護保険の申請手続きを息子のBさんが代理で行うことになりました。申請の流れは次のとおりです。

①介護保険の申請
　介護保険を利用するには、お住まいの各市町村や23特別区に申請が必要です。
（自治体によって、介護保険を担当する窓口が異なります）

〈申請時に必要なもの〉
●要介護・要支援認定申請書
●介護保険被保険者証
●健康保険被保険者証（第2号被保険者の場合）
●主治医に関する情報（病院名、医師名）

②自治体による認定調査　主治医が意見書を作成
　市町村の職員などが自宅等を訪問し、心身の状態などについて調査を行います。また、申請者（介護保険の利用者）の主治医に心身の状態について意見書を作成してもらいます。

③介護保険認定の審査・判定
　訪問審査の結果によるコンピュータ判定（一次判定）と医師の意見書をもとに「介護認定審査会」で審査し、要介護状態区分を判定します。

④介護保険認定・審査結果の通知
　介護認定審査会の審査結果にもとづいて、「要介護1～5」「要支援1・2」「非該当」までの区分に分けて認定され、その結果が通知されます。

1カ月程度かかります

⑤介護サービス計画・介護予防サービス計画の作成
　「要介護1～5」と認定された人は、居宅介護支援事業者が介護サービス計画を作成します。
　「要支援1・2」と認定された人は、地域包括支援センターなどが介護予防サービス計画を作成します。

介護保険では、非該当を除くと7つの認定区分（要支援1、要支援2、要介護1、要介護2、要介護3、要介護4、要介護5）があります。区分によって、利用できるサービスや利用限度額が異なっています（表1）。それぞれの区分で決められた限度額の範囲内においては、所得に応じて1～3割の費用を負担し、限度額を超える分については全額自己負担となります。

　要介護（要支援）認定を受けたら、介護サービス計画（介護予防サービス計画）を作成します。「要介護1～5」「要支援1・2」でそれぞれ作成の担当者が異なります。

表1　介護保険の区分と介護度および支給限度額について

区分	介護度	支給限度額（標準的な例）
予防給付	要支援1	50,030 円
	要支援2	104,730 円
介護給付	要介護1	166,920 円
	要介護2	196,160 円
	要介護3	269,310 円
	要介護4	308,060 円
	要介護5	360,650 円

出典：厚生労働省社会保障審議会介護給付費分科会（第145回）参考資料3
平成29年8月23日「区分支給限度基準額」を参考に著者作成

https://www.mhlw.go.jp/file/05-Shingikai-12601000-Seisakutoukatsukan-Sanjikanshitsu_Shakaihoshoutantou/0000175118.pdf

《居宅サービス利用の場合》

要介護1〜5の場合

居宅介護支援事業所と契約

ケアプランの作成を依頼します。
ケアマネジャーが利用者宅を訪問し、利用者の心身の状態、生活環境、利用者やその家族の希望を確認します。

サービス担当者会議を開催

ケアマネジャー（要支援の場合は地域包括支援センターの担当職員）と利用者・家族、サービス提供事業所（訪問看護や訪問介護等の事業所職員）が集まり、具体的なサービスの内容について検討します。

要支援1・2の場合

地域包括支援センターへ依頼

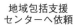

地域包括支援センターに、介護予防サービス計画や介護予防ケアマネジメントのケアプラン作成を依頼します。
担当職員が利用者の心身の状態、生活環境、利用者・家族の希望を確認します。

ケアプランの作成

サービス担当者会議の内容を踏まえて、利用するサービスの種類や回数を決めていきます。

居宅サービスの利用

サービス利用の手続きを行い、居宅サービスの利用が開始されます。

介護予防サービス、介護予防・生活支援サービスの利用

サービス利用の手続きを行い、介護予防サービス、介護予防・生活支援サービスの利用が開始されます。

　今回、Ａさんは要介護２と認定されました。Ａさんは、居宅介護支援事業所と契約し、ケアマネジャーにケアプラン作成を依頼することにしました。

◇プラスワン◇ケアマネジャー

　ケアマネジャー（介護支援専門員）とは、介護保険法に位置づけられた職種で、「ケアマネジメント」を担う専門職です。介護保険法では、「要介護者または要支援者（以下、「要介護者等」）からの相談に応じ、要介護者等がその心身の状況等に応じて適切なサービスを利用できるように、サービス事業者と連絡調整等を行う者であって、要介護者等が自立した日常生活を営むのに必要な援助に関する専門的知識及び技術を有する者」と規定されています。

　ケアマネジャーは、居宅介護支援事業所や地域包括支援センター等に所属しています。介護サービス計画（ケアプラン）は自分で作成することも可能ですが、その場合はサービスの費用を全額支払い、後日、自己負担分以外の金額について償還払いされます。ケアマネジャーに介護サービス計画の作成を依頼することや、相談することは無料です（全額を介護保険で負担します）。

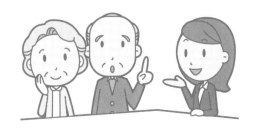

◇プラスワン◇地域包括支援センター

　地域包括支援センターは、2006（平成18）年の介護保険法の改正に伴い、創設された施設です。高齢者の暮らしを地域でサポートするための拠点であり、介護保険法では「地域住民の心身の健康の保持及び生活の安定のために必要な援助を行うことにより、その保健医療の向上及び福祉の増進を包括的に支援することを目的とする施設（介護保険法第115条の46第1項）」と規定されています。

　地域包括支援センターは市町村または市町村から委託を受けた法人が設置することができます。地域包括支援センターには、保健師（もしくは経験豊富な看護師）、社会福祉士、主任介護支援専門員が配置されています。

　例えば、千葉県八千代市には6つの地域包括支援センターがあります（勝田台地域包括支援センター、八千代台地域包括支援センター、阿蘇・睦地域包括支援センター、高津・緑が丘地域包括支援センター、村上地域包括支援センター、大和田地域包括支援センター）。皆さんがお住まいの地域を担当する地域包括支援センターを知っておくことは、今後介護を行っていく中でとても大切です。地域包括支援センターに関する情報は、市町村などのホームページ等に掲載されています。

　介護を受ける方と介護を行う方が別の地域にお住まいの場合は、介護を受ける方の地域を担当する地域包括支援センターにご相談ください。

表2　地域包括支援センターの主な業務について

業務内容	具体的な内容
①介護予防ケアマネジメント業務	要支援1、2の方へのケアマネジメント（ケアプランの作成）
②総合相談支援業務	・介護保険や保健・福祉サービスの紹介 ・介護をしている家族への支援
③権利擁護業務	・高齢者の虐待に関する相談 ・高齢者に対する詐欺や、悪徳商法などの消費者被害へ対応
④包括的・継続的ケアマネジメント支援業務	・ケアマネジャーへの日常的個別指導・相談、支援困難事例等（認知症の夫婦のみで生活する事例や虐待等の複雑な問題を抱える事例など）への指導・助言など、地域で活躍するケアマネジャーのサポート（ケアマネジャーを対象とした研修会を実施、ケアマネジャーのネットワークづくりの支援など）

出典：厚生労働省「地域包括支援センターの業務」をもとに著者作成

https://www.mhlw.go.jp/seisakunitsuite/bunya/hukushi_kaigo/kaigo_koureisha/chiiki-houkatsu/dl/link2.pdf

3）介護保険で利用できるサービスについて

　介護保険で利用できるサービスは、大きく分けて「居宅系サービス」と「施設系サービス」の2つに大別されます。これらのサービスは、介護保険利用者がどこで療養生活を送っているのかによって利用できるサービスが異なります。

　本書では、Aさんの事例を取り上げているため、居宅（自宅やサービス付き高齢者住宅など）で療養生活を送っている場合に利用できる、「居宅系サービス」についていくつか紹介します。それ以外にもいろいろなサービスがありますので、お住まいの市町村が発行している介護保険に関するパンフレット等をご参照ください。

Aさん、Bさんは担当のケアマネジャーと相談し、日常生活の家事の援助として「訪問介護」、Aさんの健康状態の確認や内服の管理として「訪問看護」、リハビリを継続するために「通所リハビリテーション（デイケア）」を利用し、自宅で療養を継続することになりました。

【訪問介護（ホームヘルプサービス）】

　訪問介護員（ホームヘルパー）が利用者の自宅を訪問し、食事・排せつ・入浴などの介護（身体介護）や、掃除・洗濯・買い物・調理などの生活の支援（生活援助）をします。通院などを目的とした乗車・移送・降車の介助サービスも利用できます。ただし、直接利用者の援助に該当しないサービス（利用者の家族のための家事や来客の対応など）と、日常生活援助の範囲を超えるサービス（草むしり、ペットの世話、大掃除、窓のガラス磨き、正月の準備など）は訪問介護サービスの対象外です。

▽ **訪問介護（ホームヘルプサービス）利用料のめやす（１割負担の場合＊）**
要介護１〜５の認定を受けた方　（現時点 2020 年 12 月 28 日）

サービス費用の設定		金額（１回につき）
身体介護	20 分未満	165 円
	20 分以上 30 分未満	248 円
	30 分以上１時間未満	394 円
	１時間以上１時間半未満	575 円
生活援助	20 分以上 45 分未満	181 円
	45 分以上	223 円
通院等の乗車・降車等介助		98 円

出典：厚生労働省介護事業所・生活関連情報検索を参考に著者作成
https://www.kaigokensaku.mhlw.go.jp/publish/group2.html
＊利用者負担（１割（一定以上所得者の場合は２割又は３割））は、お住まいの地域がどの
　地域区分（１級地〜７級地、その他）に属しているかによって異なります。

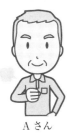

洗濯をしてくれて、ご飯をつくり置きしてもらえるので安心して自宅で過ごせる！

Aさん

【訪問看護】

　看護師がお宅に訪問し、その方の病気や障がいに応じて、主治医の指示に基づいた療養上の世話や診療の補助を行います（血圧・脈拍・体温測定など健康状態の観察、病状のチェック、療養生活の相談とアドバイス、リハビリテーション、在宅酸素、カテーテルやドレーンチューブの管理、褥瘡の処理、点滴・注射などの医療処置、痛みの軽減や服薬管理、緊急時の対応、主治医、ケアマネジャー、薬剤師、歯科医師との連携など）。健康状態の悪化防止や、回復、在宅での看取りに向けてお手伝いします。

▽ **訪問看護の利用料のめやす（1割負担の場合）**

（現時点 2020 年 12 月 28 日）

サービス費用の設定		金額 （1回につき）
訪問看護ステーションからの訪問看護を利用した場合	30 分未満	467 円
	30 分以上 1 時間未満	816 円
	1 時間以上 1 時間 30 分未満	1118 円
病院または診療所からの訪問看護を利用した場合	30 分未満	396 円
	30 分以上 1 時間未満	569 円
	1 時間以上 1 時間 30 分未満	836 円

出典：厚生労働省 介護事業所・生活関連情報検索を参考に著者作成

ttps://www.kaigokensaku.mhlw.go.jp/publish/group4.html

※要支援・要介護のいずれの認定を受けても利用者負担は同額です。

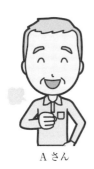

Aさん

看護師さんが血圧を測り、身体の状態を確認してくれるので安心。身体のことで気になることも相談できるので助かるなぁ。
薬は1週間分をお薬カレンダーに並べてくれるので、飲み忘れがなくてよかった。

【通所リハビリテーション（デイケア）】

　利用者が通所リハビリテーションの施設（老人保健施設、病院、診療所など）に通い、食事や入浴などの日常生活上の支援や、生活機能向上のための機能訓練や口腔機能向上サービスなどのリハビリテーションを日帰りで行います。

▽ 通所リハビリテーション（デイケア）利用料のめやす（１割負担の場合）

サービス費用の設定		金額	
共通的サービス	要支援1	1,712 円	（ひと月につき）
	要支援2	3,615 円	
選択的サービス	運動器機能向上	225 円	
	栄養改善	150 円	
	口腔機能向上	150 円	
通常規模の事業所の場合（6時間以上7時間未満）＊通常規模とは1カ月の平均利用延べ人数750人以内です。	要介護1	667 円	（1回につき）
	要介護2	797 円	
	要介護3	924 円	
	要介護4	1,076 円	
	要介護5	1,225 円	

出典：厚生労働省 介護事業所・生活関連情報検索を参考に著者作成

https://www.kaigokensaku.mhlw.go.jp/publish/group8.html

※通所リハビリテーションは事業所の規模や所要時間によって費用が設定されています。
※送迎に係る費用も、上記に含まれています。
※日常生活費（食費・おむつ代など）などは、別途負担する必要があります。

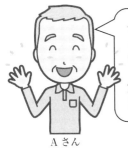

デイケアでリハビリテーションができるのでよかった。同じ世代の利用者さんとも会話ができるのでいい気分転換になる。

家ではシャワーだけで済ませるから、デイケアの日は大きなお風呂に入れるので楽しみ。

Aさん

▶利用料や負担額は、年度や地域によって異なります。お住まいの市町村が提供している介護保険に関するパンフレット等をご参照ください。

Aさんの1週間のスケジュール　土日は息子のBさん夫婦がAさん宅を訪問

時間	月	火	水	木	金	土	日	
0：00								
4：00								
								6：00 起床
								7：00 朝食
8：00								
	訪問介護	通所リハビリテーション	訪問介護	通所リハビリテーション	訪問介護			
12：00								12：00 昼食
			訪問看護					
16：00								
		訪問介護		訪問介護				18：00 夕食
								19：00 シャワー
20：00								21：00 就寝
24：00								

◇プラスワン◇居宅

　皆さんは、「居宅」という言葉から、どのような場所を想像しますか？

　広辞苑によると、「居宅」は「住んでいる場所、住まい」と記載されています。また、医療法では1994（平成6）年の改正で「居宅における医療」という言葉が追加され、医療を行う場所として「居宅」が位置づけられ、今日の在宅医療につながっています。

　この「居宅」という言葉ですが、どのような場所を居宅と定義するのか、法律ではっきりと規定されていません。しかし、介護保険法により居宅系サービスを受けられる場所が「居宅」であると解釈されています。

居宅系サービスが受けられる場所の具体例として、自宅はもちろんのこと、グループホームや最近増加しているサービス付き高齢者住宅、看護小規模多機能型居宅介護も含まれています。特に、看護小規模多機能型居宅介護は、訪問看護、訪問介護、通い（デイサービス）、泊まり（ショートステイ）が同じ施設・スタッフから受けることができ、療養者やその家族が利用しやすいサービスとして注目を集めています。

　このように、「居宅」の範囲は私たちが想像するより広い範囲へと変わってきていることがわかります。

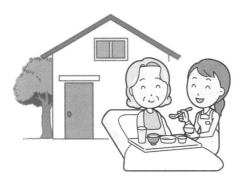

4）その他の制度やサービスについて

　これまで紹介した介護保険制度は、療養生活や介護生活を支える制度です。しかし療養の場面では、それを支える家族が仕事を休んだり、遠方に住んでいれば移動時間や費用がかかったりすることもあり、介護保険制度だけでは地域での療養生活の継続が難しいこともあります。

　そのため、介護をする家族を支援する制度やサービス、介護費・医療費を軽減する制度、各種税の軽減に関する制度についても紹介します。これらは、地域で療養する方だけではなく、病院などの施設に入院・入所中の方でも利用できる場合があります。

Point ▶介護保険については高齢者・介護の窓口もしくは地域包括支援センターへ
Point ▶利用者や介護者を支える様々なサービスがある

表 3　その他療養支援に関わる制度・サービス

制度・サービス名	主な内容
介護休業給付金制度	家族の介護のために一定期間（最長 3 カ月）休業することができ、休業明けに休業期間を対象に賃金の 67% が支給される。（給付額には上限があります）
介護帰省割引サービス	介護のための帰省において各航空会社が提供する独自の割引サービス。（介護帰省割引、介護割引など）
高額介護サービス費支給制度	在宅・施設介護サービスを利用して、ひと月の支払い金額が自己負担額の上限を超えた場合、支給制度に基づく限度額を超えた費用が払い戻される制度。
高額療養費制度	入院や通院治療など医療費の、ひと月の支払い金額が自己負担額の上限を超えた場合、支給制度に基づく限度額を超えた費用が払い戻される制度。
高額医療・高額介護合算療養費制度	医療費と介護費の両方の 1 年間の自己負担額の合計が支給制度に基づく限度額を超えた費用が払い戻される制度。世帯で合算することが可能。
老人扶養控除	扶養親族（6 親等以内の血族と 3 親等以内の姻族）がいる場合に税負担を軽減できる制度。
医療費控除	1 年間に支払った医療費が 10 万円以上かかった場合、税負担を軽減できる制度で、同一生計者で合算が可能。また、治療費、薬代、通院のための交通費、介護保険の医療サービス利用料、大人用のおむつ代なども対象となる。

出典：以下を参考に著者作成

厚生労働省，都道府県労働局，公共職業安定所（ハローワーク）「介護休業給付の内容及び支給申請手続について」
https://www.hellowork.mhlw.go.jp/doc/kaigokyuugyou.pdf

厚生労働省「月々の負担の上限（高額介護サービス費の基準）が変わります」
https://www.mhlw.go.jp/content/000334526.pdf

厚生労働省「高額医療・高額介護合算療養費制度について」
https://www.mhlw.go.jp/topics/2009/07/dl/tp0724-1b.pdf

国税庁「No.1182　お年寄りを扶養している人が受けられる所得税の特例」
https://www.nta.go.jp/taxes/shiraberu/taxanswer/shotoku/1182.htm

国税庁「No.1120　医療費を支払ったとき（医療費控除）」
https://www.nta.go.jp/taxes/shiraberu/taxanswer/shotoku/1120.htm

2．障害者・児を対象とした支援について

　ここからは、介護保険制度から少し離れて、対象を広げ、障害者・児を対象とした障害者総合支援法（旧 障害者自立支援法）のサービスについて説明します。

1）障害者総合支援法で「障害者」とは

　18歳以上の身体障害者、知的障害者、精神障害者（発達障害者を含む）、難病等（治療方法が確立していない疾病その他の特殊の疾病であって、政令で定めるものによる障害の程度が厚生労働大臣が定める程度である者）とされています。そして「障害児」とは、前述の障害のある満18歳に満たない者を示します。

　障害者総合支援法の正式名称は「障害者の日常生活及び社会生活を総合的に支援するための法律」。平成24（2012）年に身体障害・知的障害・精神障害の障害種別間の格差を解消し、介護などの日常生活支援や就労支援といった目的に応じたサービスを体系的に再編し、利用者がサービスを応能負担※によって、障害者の希望と必要性に応じて全国どこでもサービスが受けられることを目的として定められました。その後、障害者の定義に難病等が追加され（平成25（2013）年）、難病患者等で症状の変動などにより、身体障害者手帳の取得ができない一定の障害のある方についてもサービスの利用対象者となりました。

　この法律によって、身体障害者手帳を取得していなくても、障害者総合支援法に基づく支援を受けることができるようになりました。障害者総合支援法に基づくサービスを受けるには、居住地の市（区）町村の福祉事務所または福祉相談課へ申請が必要です。

※応能負担とは、各自の能力（所得）に応じて、保険料や利用料などを利用者が負担することです。

2）障害者総合支援法で受けられるサービス

　個別に支給決定が行われる「自立支援給付」と地域の特性や利用者の状況に応じて柔軟に実施される「地域生活支援事業」の2つがあります。障害の種類にかかわらず、全国一律に給付される障害福祉サービスの「自立支援給付」は5つありますが、その中で主なものは「介護給付」と「訓練等給付」の2つです。

　特に「介護給付」部分のサービスを受けるためには、必ず「障害支援区分の認定」を受ける必要があります。先にも述べましたが、障害者福祉サービスを受けるためには、居住地の市（区）町村の福祉事務所または福祉相談課へ申請し、医師の認定（「医師の意見書」）を受けたり、審査会の意見聴取を経て支給決定の知らせを受けたりする必要があります。詳しくは、市（区）町村の福祉事務所または福祉相談課へお問い合わせください。

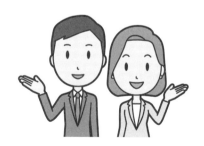

障害者総合支援法のサービス支給決定までの流れについては、図1をご参照ください。

障害者の福祉サービスの必要性を総合的に判定するため、支給決定の各段階において、①障害者の心身の状況（障害支援区分）、②社会活動や介護者、居住等の状況、③サービスの利用意向、④生活・訓練・就労に関する計画（サービス等利用計画案）を勘案し、支給決定を行う。

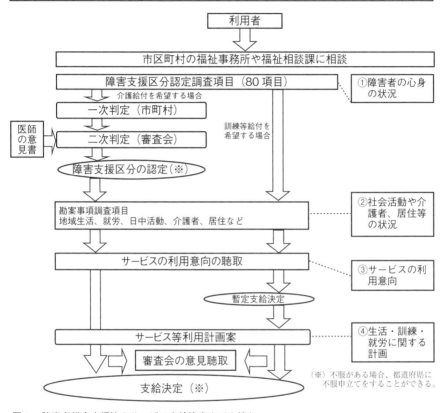

図1　障害者総合支援法のサービス支給決定までの流れ

出典：一般財団法人厚生労働統計協会『国民の福祉と介護の動向 2019/2020』（2019）を参考に著者作成
※介護保険制度の申請の流れとほぼ同じです。

3）障害者総合支援法のサービス体系について

障害福祉サービスは次の通りです。

●介護給付－障害者支援区分の認定が必要－

居宅介護（ホームヘルプ）、重度訪問介護、同行援護、行動援護、療養介護、生活介護、短期入所、重度障害者等包括支援、施設入所支援

●訓練等給付－障害者支援区分の認定は不要－

自立訓練、就労移行支援、就労継続支援、共同生活援助

●相談支援

地域移行支援、地域定着支援、サービス利用支援、継続サービス利用支援

●自立支援医療

１．（旧）更生医療：18歳以上で身体障害者手帳の交付を受けている方※が、障害の程度を軽くし又は取り除き、あるいは障害の進行を防ぐことで、職業上及び日常生活の便宜を増すために必要なときに給付する医療です。

※都道府県知事、指定都市市長又は中核市市長が交付しています。

２．（旧）育成医療：18歳に満たない障害児の治療費の給付です（原則的に１割自己負担ですが、保護者の所得に応じて月額負担額が設定され、所得制限があります）。

３．（旧）精神通院医療：統合失調症、精神作用物質による急性中毒又はその依存症、知的障害、精神病質その他の精神疾患を有する方で、精神障害のため、通院による精神医療を継続的に要する程度の病状にある方への医療費公費負担制度です。原則的に１割自己負担ですが、疾病の程度や世帯所得の状況等に応じて、月額負担額が設定される場合があります。

●補助具の給付

　義肢、装具、座位保持装置、盲人安全杖、義眼、眼鏡、補聴器、車椅子、電動車椅子、歩行器、歩行補助杖、重度障害者用意思伝達装置など。

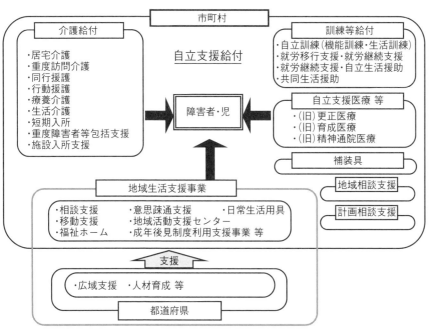

注　自立支援医療のうち旧精神通院医療の実施主体は都道府県等。

図2　障害者総合支援法のサービス体系
出典：一般財団法人厚生労働統計協会『国民の福祉と介護の動向 2019/2020』（2019）を参考に著者作成

　障害者・児が、自立した日常生活又は社会生活を営むことができるよう、市町村及び都道府県が地域の特性や利用者の状況に応じ、柔軟な形態により事業を効果的・効率的に実施する「地域生活支援事業」について紹介します。地域生活支援事業は、基本的に障害支援区分の判定は必要ありません。

表4　地域生活支援事業のサービスの主な内容

	サービス種別	内容
市町村	相談支援事業	障害者・児、その保護者・介護者からの相談に応じ、情報提供等や権利擁護のために必要な援助をする。
	意思疎通支援事業	視覚・聴覚・言語等に障害があり意思疎通に支障がある人に、手話通訳の派遣や要約筆記、点訳、代筆、代読などの派遣を行う。
	日常生活用具給付等事業	障害のある人に対し、ストマ用装具等の日常生活用具を給付又は貸与する。
	移動支援事業	屋外での移動が困難な障害のある人に、ガイドヘルパーなど外出のための支援をする。
	地域活動支援センター	障害のある人が通い、創作的活動又は生産活動の機会の提供、社会との交流の促進等の便宜を図る。
	成年後見制度利用支援事業	障害福祉サービスを利用または利用しようとする知的障害者・精神障害者で、成年後見制度利用のための費用を補助する。
	福祉ホーム	低額で住居を提供し、障害者が自立した日常生活・社会生活を営むために必要な支援をする。
都道府県		1. 発達障害や高次脳機能障害等の高度な専門性を必要とする相談支援をする。 2. 市町村域を超える広域的な支援をする。 3. 専門性の高い意思疎通支援を行う者の養成と派遣、サービス管理責任者研修等の人材育成をする。

出典：千葉県ホームページ　「障害者（児）の健康福祉　障害者総合支援法及び児童福祉法に基づく障害福祉サービスの仕組み」を参考に著者作成
https://www.pref.chiba.lg.jp/kenshidou/shien/book/shougai-kenkou.html#sien

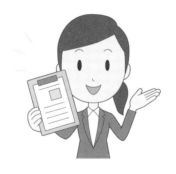

◇プラスワン◇成年後見制度

　認知症、知的障害、精神障害などの理由で判断能力の不十分な方々は、不動産や預貯金などの財産を管理したり、介護などのサービスや施設への入所に関する契約を結んだり、遺産分割の協議をしたりする必要があっても、これらのことをするのが難しい場合があります。また、自分に不利益な契約でもよく判断ができずに契約を結んでしまい、悪徳商法の被害に遭うおそれもあります。このような判断能力の不十分な方々を保護し、支援するのが成年後見制度です。

　小児・重症児者が受けられる公的サービスについては、P．98表5「子ども独自の制度・サービス」で紹介しています。

◇プラスワン◇小児慢性特定疾病による医療費の助成

　小児慢性特定疾病は、児童福祉法に位置づけられており、児童又は児童以外の満20歳に満たない者が、長期にわたり療養を必要であること、及びその生命に危険が及ぶおそれがあるもので、療養のために多額の費用を要するものとして厚生労働大臣が社会保障審議会の意見を聴いて定める疾病とされています（対象の疾患については、厚生労働省告示第475号に多数書かれています）。

　小児慢性特定疾病の医療費助成の申請書類（医療受給者証申請書）については、各都道府県、指定都市、中核都市が担当しています。指定医療機関を受診して医師から医療意見書を書いてもらう必要があることやその後の手続きなどを説明してもらえます。

表5 子ども独自の制度・サービス

医療・看護の支援		
種別	内容	申請先
自立支援医療（育成医療）	身体に障害のある 18 歳未満の児童が、手術等で治療効果が認められると判断された際に利用できる医療費助成で原則 1 割負担。保護者の所得に応じて月額上限負担額が設定されている。（障害者総合支援法）	市町村
未熟児養育医療	入院して養育を受ける必要があると医師が認めた満 1 歳未満の乳児、出生時の体重が 2000 グラム以下の乳児または、生活能力が特に弱く一定の症状を示す児に対して、指定養育医療機関での入院による医療費の自己負担分を助成するもの。（母子保健法）	市町村
小児慢性特定疾病医療費助成	18 歳未満（引き続き治療が必要であると認められる場合は、20 歳に満たない者）が当該疾病にかかっていることにより、医療支援を受けたときに、要した費用について都道府県が保護者に小児慢性特定疾病医療費を支給。医療費の自己負担割合は一律 2 割。（児童福祉法）	都道府県［指定医の診断書が必要］

日常生活に必要な支援		
種別	内容	申請先
身体障害者手帳	障害児者が各種サービスを受けるために必要な手帳。（障害者の日常生活及び社会生活を総合的に支援するために法律（障害者総合支援法）のサービスでは不要）。障害の状態別に等級（重いほうから 1 級〜 7 級）に分かれている。申請するには、都道府県知事の指定医師の診断書と意見書の添付が必要。（身体障害者福祉法）	福祉事務所［福祉事務所を設置していない町村では町村］
療育手帳（知的障害児）	知的障害児が各種サービスを受けるために必要な手帳（障害者総合支援法のサービスでは不要）。法上で定められた制度ではなく、都道府県（政令指定都市）が発行している。各自治体によって名称および基準や等級も異なる。	福祉事務所［福祉事務所を設置していない町村では町村］
日常生活用具の購入費助成	在宅の障害者（児）に、その障害や年齢に応じて、日常生活を容易にするための生活用具を給付（貸与）している。利用者負担がある。（障害者総合支援法）	市町村
ファミリー・サポート・センター	区市町村が設置し、区市町村や区市町村から委託を受けた法人が運営している。子供の送迎や預かりなど、子育ての「援助を受けたい人」と「援助を行いたい人」が、地域で相互援助を行う仕組み。（子育て援助活動支援事業）	市町村
児童相談所	18 歳未満の子どもに関する相談について、児童福祉司や児童心理司、保健師等が対応する。両親の病気や、家庭内でのトラブルにより、子どもの保護や見守りが必要な家庭に対し、退院時よりかかわり、必要時には緊急保護等の支援も行うことができる。（児童福祉法）	全国に209カ所設置［2016年4月］

経済面の支援		
種別	内容	申請先
障害児福祉手当（国の制度）	20 歳未満で精神または身体に重度の障害があり、日常生活において常時介護を必要とする状態にある児童に支給される。障害者手帳 1・2 級程度、療育手帳 1・2 度程度の障害の重複、またはこれらと同程度の疾病、精神障害を有する障害者が対象。一人につき月額 14,650 円で年 4 回に分けて支給される。（特別児童扶養手当等の支給に関する法律）	市町村
特別児童扶養手当（国の制度）	20 歳未満で精神発達が遅滞しているか精神障害があり日常生活に著しい制限がある児童や、身体に重度、中等度の障害や長期にわたる安静を必要とする病状があり、日常生活に著しい制限がある児童を養育する父母もしくは養育者に支給される。重度障害児（1 級）は月額 51,700 円、中度障害児（2 級）は月額 34,430 円で、年 4 回に分けて支給される。（特別児童扶養手当等の支給に関する法律）	市町村
重度心身障害者手当	心身に重度の障害を有するため、常時複雑な介護を必要とする人に対して支給される。都道府県や市町村が実施しており、名称および対象となる障害の程度や助成内容も各自治体で異なる。	都道府県・市町村
心身障害者手当	身体障害者手帳 1・2 級、療育手帳所持者に支給される。都道府県や市町村が実施しており、名称および対象となる障害の程度や助成内容も各自治体によって異なる。	都道府県・市町村
児童育成手当[障害手当]	20 歳未満の身体障害者手帳 1・2 級、療育手帳所持者等を扶養している者に支給される。都道府県や市町村が実施しており、名称および対象となる障害の程度や助成内容も各自治体によって異なる。	都道府県・市町村
国民年金[障害基礎年金]	国民年金に加入している間に初診日のある障害者（初診日が 20 歳前にある病気や怪我による障害者が 20 歳になった場合含む）で、国民年金法施行令に基づく 1・2 級の状態にあるときに支給される。	市町村
（重度）心身障害者（児）医療助成	重度心身障害者（児）を対象に、医療費の自己負担額を軽減する制度。都道府県や市町村が実施しており、名称および対象となる障害の程度や助成内容も各自治体によって異なる。	都道府県・市町村
乳幼児医療費助成	6 歳に達する日以後の最初の 3 月 31 日までの間における乳幼児の各種医療保険の自己負担分を助成する制度。都道府県や市町村が実施しており、名称および対象となる範囲や助成内容も各自治体によって異なる。	都道府県・市町村
義務教育就学児医療費助成	6 歳に達する日の翌日以降の最初の 4 月 1 日から 15 歳に達する日以降の最初の 3 月 31 日までの期間における、児童の各種医療保険の自己負担分を助成する制度です。都道府県や市町村が実施しており、名称および対象となる範囲や助成内容も各自治体によって異なる。	

経済面の支援		
種別	内容	申請先
指定難病医療費助成	支給認定を受けたときに指定難病の患者が、特定医療のうち指定難病にかかるものを受けたときに、都道府県から特定医療費が支給される。指定難病の自己負担割合は原則2割。所得に応じて自己負担上限（月額）が設定されている。	都道府県［指定医の診断書が必要］

出典：中央法規出版『Q&Aと事例でわかる訪問看護　小児・重症児者の訪問看護』
　　　田中道子，前田浩利著、日本訪問看護財団監（2015）を参考に著者作成
※（国の制度）と記したものは、該当している全員が居住地にかかわらず全国どこでも受けられます。

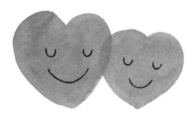

法律名等にしたがって本章では「障害者」と表記しています。

第4章　住み慣れた地域で在宅医療生活を支援する

　これまで、「統計から見える日本における在宅医療の現状」「在宅医療の核となる地域包括ケアシステム」「在宅医療に関わる法律と制度」について取り上げてきました。本章では、在宅医療の現場で活躍する方々にインタビューを実施。仕事内容や地域包括ケアシステム、また在宅医療に対する思いを伺いました。郊外都市の事例として千葉県八千代市、大都市の事例として東京都を紹介していきます。

千葉県八千代市の事例

1．千葉県八千代市について

　八千代市は、千葉県北西部に位置する緑豊かな市です。都心に直結する二つの鉄道が市内を通っており、首都30km圏の位置にあることから、首都圏のベッドタウンとして急激に発展してきました。

　八千代市の人口は2017（平成29）年現在、約19万7000人。そのうち65歳以上の高齢者人口が24.6%と、全国平均と比較するとやや低い水準となっています。また、2015（平成27）年の国勢調査の結果によると、0歳〜14歳人口は全国水準よりもやや多く、15歳〜64歳人口はほぼ同水準ですが内訳をみると、男女ともに40歳〜44歳までの年齢層が多くなっています。

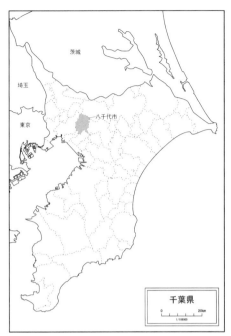

図1　八千代市の位置

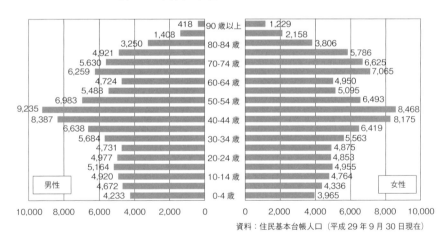

資料：住民基本台帳人口（平成 29 年 9 月 30 日現在）

図2　八千代市の年齢区分による人口構成

出典：八千代市高齢者保健福祉計画　第 8 次老人保健福祉計画・第 7 期介護保険事業計画
http://www.city.yachiyo.chiba.jp/content/000082625.pdf

八千代市では、在宅医療・介護連携推進事業として八千代市医師会、歯科医師会、薬剤師会、訪問看護師会、介護サービス事業者協議会など多職種による会議が行われ、在宅医療と介護の連携についての取り組みが始まろうとしています。

◇プラスワン◇在宅医療・介護連携推進事業

　在宅医療・介護連携推進事業とは、介護保険法の地域支援事業に位置付けられ、平成27年度から全国の各市町村で取り組むようになっています。この事業では、「医療と介護を必要とする状態の高齢者が住み慣れた地域で自分らしい暮らしを続けることができるよう、地域における医療・介護の関係機関が連携して、包括的かつ継続的な在宅医療・介護を提供できること」をめざしています。

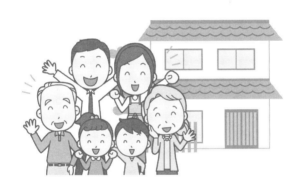

ワールド訪問看護ステーション(有限会社ケアーズ)

所 長 北川トシ子さん

◇チーム医療で思いに寄り添う看護

——まずは、北川さんが訪問看護を始めたきっかけを教えてください。

北川 以前は病院に勤めていたのですが、定年をきっかけにステーションに併設している事業所のオーナーから声をかけられたのが始まりです。はじめは訪問看護について考えてもいなかったので戸惑いはありましたが、気がつくとすでに11年目。日々やりがいを感じています。

——仕事をするうえで大切になさっていることは何でしょう。

北川 まずは、自分の健康です。元気でなければ看護の仕事は務まりませんから。それから雰囲気づくりですね。来てもらってよかったと利用者さんに感じてもらえる雰囲気が残せたらと考えています。そして、家族の方に対しては、少しでも負担を少なくしてあげたいという思いで取り組んでいます。ですから必ず、「何かあれば相談をしてください。いつでも電話してください」と言うようにしているのです。

——訪問看護師の魅力とは。

北川 在宅医療は、本当に色々な人が連携しながらチームで利用者さんを支えています。一人ひとりをサポートするために、医師や病院の看護師、市の職員の方などが会議を開いたり、相談し合ったりすることもあるのです。そうした皆さんの熱意を感じながら働くことは、非常にやりがいを感じますし、大きな達成感も得られます。利用者さんに元気をもらえることも多いですよ。

——これまでで、特に印象深いご経験を教えてください。

北川　皆さんそれぞれケースが異なり、印象的なのですが、80代の男性Aさんを思い出しますね。Aさんは、肺がんで、余命1年ほどと言われていた方でした。私が担当したときにはすでに宣告から半年ほど経っていたと思います。現役時代は社会で活躍されていた方で、とても芯の強い印象のAさんでしたが、いつもどこかイライラしているように見えたのです。なぜ、そんなに不満そうなのか気になっていたのですが、自制心の強い方で、なかなか本心は言われませんでした。

——その後、Aさんは心を開いてくださったのでしょうか。

北川　Aさんのこれまでのお仕事と私の趣味の話題が一致しているということがきっかけで、徐々に心を開いてくださるようになりました。

そして、Aさんのイライラの原因は、「自分がいつまで生きられるかという不安」だったことがわかったのです。もっとやれることがあるのではないか、という焦りと、明日には亡くなってしまうかもしれないという不安。そんなAさんに私は、「余命は、明日、明後日、1週間先でもないと思いますよ。年の単位で考えたほうがいいんじゃないですか」と話しました。すると、Aさんの表情が、パッと明るくなるのがわかりました。このことから、社会で活躍されていて、自分を律することができる方でも、死への恐怖や不安は誰にでもあるものなのだと再認識することにつながりました。

どんな人でも自らの最期をどのように迎えるかがとても不安で、そういう思いを常に抱えながら日々を過ごされているのだと知ってはいたけれども、あらためて終末期を迎えるということの意味を教えていただいた方でした。今でも時々思い出します。

——訪問看護ならではのご苦労とはどんなところでしょう。

北川　病院と比べてみると、一番は医療器具や備品がないところです

ね。点滴台や消毒器などはないですから。点滴台の場合は、針金ハンガーを利用したり、消毒器の場合は、電子レンジなどをうまく使って対応したりすることも。熱いタオルをつくるときにも電子レンジは便利です。そうした工夫が臨機応変にできるようになると、だんだん在宅ならではの楽しみを見出すこともできますよ。

　　──患者さんへの接し方で気遣っていることとは。

　北川　ご家庭ですと、プライベートな部分がかなり表に出ることが多くなります。亡くなる前に胸の内を語りたいという方も多いのですが、そういう方に対しては、じっくりと話を聞くようにしています。私的な利害に関わるお願いについては避けていますが、場合によっては、しかるべき機関の方やケアマネジャーさんなどにもお伝えして、なるべくご希望を叶えるようにしています。こうした点で、病院にいるよりも一人ひとりに寄り添えると感じています。

　　──医師との連携はいかがですか。

　北川　八千代市の在宅の医師の方々は、地域包括ケアの一環として在宅医療に非常に熱意を持って当たられています。私たち看護師は、医療行為はできませんから、困ったときに確実な指示をいただけるのは頼もしいですし、連絡をするとすぐに往診に来てくださるのは本当にありがたく思っています。

　　──事業所として、地域貢献に取り組んでいらっしゃることについて。

　北川　地域のお祭りや病院が行う健康促進に関するイベント活動に参加しています。具体的には、血圧などを測る健康測定や健康診断の結果用紙の説明などで、来場者の方々に非常に好評です。さらに、血糖検査を実施したときには、結果の説明と食事指導なども行います。また、市と連携して介護保険などについての啓蒙活動もしています。

——市との連携も大切な役割となりますね。

北川　はい。八千代市は現在、高齢者福祉や地域包括支援に熱心に取り組んでいますので、今後も情報の交換・共有を大事にしていきたいと思います。それが利用者さんとそのご家族のより良い生活にもつながっていくと考えています。

——**本書をご覧になっている方へ伝えたいことは。**

北川　色々なパターンがあっていいのではないのかなと思います。つまり、在宅看護だけと決めつけるのではなく、途中でご家族が疲れた時点で施設に入るとか、最後は病院にいくとか、柔軟な考え方をしていくということです。そういう意味では、厚生労働省が推進しているＡＣＰ（Advance Care Planning：年齢を問わず健康な時から、人生の最終段階における医療・ケアについて考える機会を持ち、本人が家族等や医療・ケアチームと繰り返し話し合うこと）が大切になっていくことでしょう。

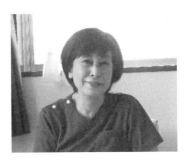

——**最後に、今後の抱負をお聞かせください。**

北川　先ほど、チームで利用者さんを支えると申しましたが、多職種で連携を図ると同時にできるだけ多くの情報を吸収して、それを上手に整理して効率的な看護に結びつけたいと考えています。

それから、訪問看護師になる人が少ないのが課題だと感じていますので、一人でも関心を持ってもらえるよう、その魅力を色々な人に伝えていきたいです。訪問看護師は皆、熱意のある人ばかりですから。

◇**プラスワン**◇訪問看護師ってどんなことをしてくれるの？

　訪問看護師とは、療養者の居宅に伺い、看護を提供する看護師です。訪問看護師が提供する看護の具体的な例としては次の通りです。

・健康状態の観察
・病状悪化の防止や回復
・療養生活の相談とアドバイス
・リハビリテーション
・点滴、注射などの医療処置
・痛みの軽減や服薬管理
・緊急時の対応
・主治医、ケアマネジャー、薬剤師、歯科医師との連携等

向日葵クリニック
向日葵ナースステーション(医療法人社団澄乃会)

院　長　中村　明澄先生
看護師　安藤　仁子さん

◇一人ひとりの希望を最大限叶えるために

——はじめに、訪問診療についてお聞かせください。

中村　一人では外来通院が困難な方のご自宅や施設などに定期的に診療に伺って、計画的に健康管理を行っています。月1〜2回の定期訪問に加えて、緊急時には24時間365日体制で対応し、必要に応じて往診や入院先の手配などを行います。併設する訪問看護ステーションとも協力し、地域の病院などとも連携しながら利用者さんを総合的にサポートする体制を整えています。

——訪問診療、訪問看護の魅力はどんなところにあるでしょうか。

安藤　一言で言うと、利用者さんとそのご家族とじっくり向き合える点だと思います。

中村　患者さんがいつも生活している場所で医療的なサポートができる点です。病院では医師や看護師がリードしますが、在宅では患者さんやご家族の主導で物事が進んで行きます。生活ありきの中で医療的な支えができることが魅力だと感じています。

——実際にご家庭を訪問する際に留意していることは何でしょう。

安藤　先ほど魅力について、利用者さんとそのご家族とじっくり向き合えると言いましたが、「寄り添う介護」を大切にしています。具体的には、患者さんと家族の思いをきちんと受け止めて、そこからどうして

いくのかを一緒に考えていくようにしています。

中村　私も同様で、患者さんが何を求めているのかを間違いなく聞き出してサポートすることです。例えば終末期の患者さんであれば、残された時間をご本人とご家族がなるべく後悔の少ないものとするために希望を聞き、それを最大限叶えられるようにしたいと考えています。

それから、訪問する際はそのご家庭独自の空気を乱さないよう心がけています。私たちは医療や看護をしに行くわけですが、あくまでもサポートする立場なので、もともとあるご家庭の雰囲気を壊さないよう配慮することが大事だと思っています。

　　——これまでで特に印象深い利用者さんはいらっしゃいますか？

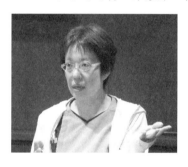

安藤　訪問診療と訪問看護を有する強みが発揮された一例ですが、60代の女性でがんを患っている方の例が挙げられます。ご主人と2人暮らしで、近隣にお子さん一家が生活しているという家族背景でした。手術後、在宅療養していて訪問診療と訪問看護などを受けていたのですが、あるときお腹に入っていた管が抜けてしまうということがありました。入院していた病院はご自宅から遠く、再度入院するという選択は難しかったので、中村先生に処置してもらうことで対応できました。

中村　限られた用具や設備の中で、医師と看護師が話し合ってそれぞれの最善の方法を選べた好例だと思います。

　　——その後、ご家族の反応はいかがでしたか。

安藤　ご主人が病院にお手紙を出してくださったと伺っています。よいクリニックを紹介してくれたという内容であったそうです。それを耳

にしたときに本当によかったな、と思いました。その後も処置のために連日ご自宅に伺っていたのですが、そうしたことも含めて評価していただき、仕事が報われた出来事です。

中村 もう一人紹介すると、80代の男性でがんを患っていた方です。奥様と2人暮らしをしていて、3人のお子さんはそれぞれ別世帯で生活していました。訪問診療と訪問看護を利用していたのですが認知症の症状もあり、奥様もご高齢なので、今後どうしてい 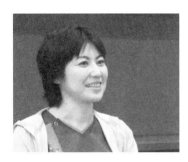 くのかを考えていたという背景があります。私たちが思っていたよりも急激に症状が進んでいった中、お子さんたちが自主的にシフトを組み、家に入ってお母様を支えるということになりました。以前から訪問看護を利用していたとはいえ、息子さんたちからしてみれば思っていたよりも早くそのときがやってきたわけですから、病状の理解や介護力など心配もありました。しかし、目の前の事態をご家族は受け止めていくことができたようです。子どもたちが家にいるなら、最期は家で看取ってあげたいという奥様のご希望を聞いて、ご自宅で過ごすこととなりました。

そして男性が亡くなった後、奥様が「こんな幸せな逝き方ができるなんてね」とおっしゃってくださったのが、とても印象的でした。男性は生前とてもオシャレ好きな方だったので、息子さんが着替えさせて、ご家族で記念撮影をしたのです。こうしたことができるのも、在宅ならではのことだと思います。

——一方で、在宅診療、在宅看護ならではの苦労はありますか。

中村 人材の育成でしょうか。病院の場合は一緒に回ったりして何度も伝えることができますが、訪問の場合は限られた時間の中で行うので大人数で行くことはできません。

——事業所として、地域貢献に取り組んでいることは。

中村　サービス付き高齢者住宅を併設しているので、その仕組みを使って緩和ケア病棟の代わりを担うことを考えています。いずれは施設の一室にカフェをつくり、地域交流の場としての役割を果たせれば、と思っています。

——これから在宅介護を始めようと考えている方々にアドバイスを。

安藤　こういう時代ですから様々な情報がありますが、ご自分が元気なうちからどう生きたいかということを考えていただけたらと思います。どこまでの治療を望むのか、終末期はどこで過ごしたいのかなど。そしてその気持ちを家族にも伝えておくと、病気になったときにも答えが出しやすくなります。

中村　そうしたことは私たちが決めることはできないですからね。制度や技術的な面を含め、在宅でできることは増えていますから、もしも自宅で過ごしたいという希望があれば勇気を持って一度相談してほしいと思います。

——最後に、今後の抱負をお願いします。

安藤　今までどおり一人ひとりと向き合った看護をしながら、少しずつ成長していきたいです。

中村　私もこのまま変わらずに患者さんときちんと向き合うことを忘れずにいくことです。また、先ほども話しましたが、人材育成にも力を入れていきたいです。そしていつか、高齢者にとって、医療やケアのアクセスの良い街づくりに貢献できればと考えています。

◇プラスワン◇訪問診療と往診

　訪問診療と往診は、医師が患者の居宅に伺うという点では共通ですが、訪問の時期により違いがあります。訪問診療は、「在宅療養を行う患者であって、疾病・傷病のため通院が困難なものに対して定期的に訪問して診療を行うこと」とされています。それに対し往診は「医師が予定外に、患者に赴き診療を行うこと」とされています。つまり、事前に予定を立てて伺っているのか、予定外に伺っているのかという違いがあります。

　在宅医療では、療養者の状況に合わせて医師が診察に伺うことにより、安心な在宅療養を支えています。

◇プラスワン◇サービス付き高齢者向け住宅

　「サービス付き高齢者向け住宅」※とは、高齢者単身・夫婦世帯が居住できる賃貸等の住まいのこと。規模や設備に関するハード面と見守りサービスに関するソフト面、契約に関する基準が満たされた住宅です。

※平成23（2011）年の「高齢者の居住の安定確保に関する法律（高齢者住まい法）」の改正により創設されました。

●規模や設備のハード面は、3つの条件が満たされています。
・各専用部分の床面積は、原則25㎡以上。
・各専用部分に、台所、水洗便所、収納設備、洗面設備、浴室を備えたもの。
・段差のない床、手すりの設置、廊下幅が確保されたバリアフリー構造。

●見守りサービスのソフト面では、ケアの専門家※が少なくとも日中建物に常駐して安否確認と生活相談を必須のサービスとして提供しています。

※ケアの専門家とは、社会福祉法人・医療法人・指定居宅サービス事業所等の職員、医師、看護師、介護福祉士、社会福祉士、介護支援専門員、介護職員初任者研修課程修了者のことです。

「サービス付き高齢者向け住宅」では、見守りサービスの他に、食事の提供、入浴等の介護（介護保険サービス除く）などの生活支援サービスが提供されている場合がありますので、入居前に事業者の方からの説明を聞き、比較検討することが大切です。

●契約関係
　書面により契約が締結され、専用部分が明示された内容になっています。契約には、賃貸借方式または利用権方式があります。いずれの場合も、長期入院などを理由に事業者から一方的に解約できないことになっている等、居住の安定が図られた内容になっています。

◇**プラスワン**◇「サービス付き高齢者向け住宅」と「有料老人ホーム」の違い
　まず、制度が異なります。「有料老人ホーム」は老人福祉法に基づき「食事の提供」「介護の提供」「家事の供与」「健康管理の供与」が行われます。「サービス付き高齢者向け住宅」は、高齢者の居住の安定確保に関する法律（高齢者住まい法）に基づいており、「食事の提供」「介護の提供」「家事の供与」「健康管理の供与」は任意のサービスです。よって、入居者自身が介護保険事業所など、外部のサービス事業者と契約を結ぶことで、必要なサービスを利用することが可能となります。

まちのナースステーション(株式会社まちナース)

統括所長　福田　裕子さん

◇子どもとご家族の笑顔のために

——まずは、小児訪問看護を利用されるお子さんについて教えてください。

　福田　基本的には、人工呼吸器がついていたり気管を切開していたり、胃瘻（いろう）がついていたり腹膜透析をしていたり、在宅酸素（ＨＯＴ）がついているなど、何かしら医療的な機器を使用しているお子さんです。または、お母様がご病気のために、子育てが困難な場合に利用されるケースもあります。

——こちらでは、成人～高齢者の方を対象にした訪問看護もされているそうですね。子どもと大人では、看護内容にも違いがあると思うのですが、どのようなことに留意していますか。

　福田　高齢者の方も子どもだったことはありますし、小さな子もいずれは成人して高齢者になります。つまり、年齢で区切るというよりは、ライフステージの時期に対応したケアを大切にしています。

　例えば、子どもの場合はこれから発達していきますから、ハビリテーションの段階で、どういう援助が必要になるのかということを考えて取り組んでいます。壮年期に難病に罹ってしまった方には、仕事に対する喪失感などの心のケアが必要になるはずです。このように、年代によって、疾患がその人の生活にどういうふうに影響を及ぼすか、その人のライフステージを考慮しつつ看護をしていき、利用者さんの家族も包括的にケアをしていく family-centered care を心がけています。

——一人ひとりのライフステージを見据えて取り組まれているということですね。

　福田　そうですね。病院の場合、小児科や外科、婦人科など診療科や臓器別、年齢別などに分かれていますが、在宅の場合は幅広い年齢の方を対象にしています。ですから訪問看護では、朝に0歳の子をお風呂に入れたと思ったら、次は末期がんの方のご家庭を訪問することもあります。気持ちを切り替えつつ、一人ひとりに寄り添っていきたいですね。

　　——小児看護では、一人の患者さんに何年ぐらい関わることになるのですか？

　福田　病状によっても様々ですが、呼吸器をつけているお子さんなどは一生のお付き合いになると思っています。また、未熟児で生まれたお子さんの場合は、幼稚園に入園するタイミングで見通しをつけて終了することもあります。

　　——では、福田さんが訪問看護を始めたきっかけを教えてください。

　福田　もともとは小児科出身でしたが、看護師として内科病棟で働いていたとき肺がんの方に接する機会がありました。日本で「緩和ケア」という言葉が出始めたくらいのことです。そのときに緩和ケアに興味を持って勉強したいと思ったのですが、日本ではなかなか学べる場所がなくて。緩和ケアが発達している英語圏の国に行くことを決意。世界で最初に緩和ケア学部を創設したオーストラリアの大学に留学して学びました。そこで、難病の小児とその家族のためのホスピスがあるのを知り、そういう施設が日本にもできたらいいな、と考えていました。

　　——帰国後、在宅看護の世界に進まれたのですね。

　福田　実はその時点ではまだ、在宅看護についてはあまり考えていませんでした。緩和ケアの研究を続けていたところ、在宅領域の教授と出

会い大学の客員研究員となり、同時に小児の緩和ケアに力を入れている在宅診療所に勤務。その後、大学の訪問看護の認定コースの教員をしていたところ、愛媛県で小児の訪問看護をしている方の講演を聞きに行く機会がありました。先ほどお話しした、ライフステージを考えながら看護をしていくというような講演を聞いたときに、訪問看護ではそういうことができるのか、とハッとしたのです。その後、講演者の方とお話する機会があり、訪問看護の素晴らしさや楽しさ、やりがいなどを教えていただき、私もやってみようかという気持ちに。夫にも相談したところ、すぐに会社が立ち上がって、現在に至るわけです。

——実際に訪問看護ステーションを始めていかがですか。

福田　ステーションを立ち上げた1年目は、すごく楽しかったです。利用者さんもそのご家族も喜んでくださって、自分1人でどんどんやっていて。けれども、2年目に入ったら、スタッフがついてきていなかったということに気づいたのです。すると、だんだん私1人でやるには体力がなくなってしまって。さらに、自分自身もこの地域に住んでいるので、仕事とプライベートが一緒になってしまうのが次第に嫌になってきました。そんなことがあって、設立2、3年目はとても悩みました。

そこで考えたのは、こういう仕事だからこそ長く続けていけるのかもしれないということです。人生100年時代と言われる今、看護師としても80歳ぐらいまでは働かないといけなくなるかもしれません。定年後にやりたいことがあっても、病気になってしまうかもしれない。ですか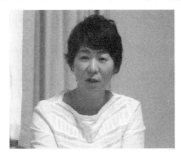ら、現役で働いているうちに、プライベートも含めて楽しめることをしていくというのが、自分の健康寿命を伸ばすことにもつながると考えました。地域への貢献にもなるのかなと感じています。

今は色々な人たちとつながることが、自分の人生を豊かにしてくれると思っています。医療の分野だけでなく、起業家として、子育て中の親として、すべて含めて自分なのだと気づいたときに、仕事が楽しくなりました。

　——訪問の際に利用者さんのご家族に対して気づかっていることは。
　福田　ご両親はもちろんですが、利用者さんの兄弟にも配慮しています。特に、未就学児の兄弟がいると、お母さんも看護師も利用者さんに注目しているので、疎外感を味わわないように、兄弟に向けても「会いに来たよ」と言ったり、できることは一緒に取り組むようにしています。それから、私たちが訪問することで、各ご家庭の景色に違和感を与えないようにすることを気をつけています。また小児の場合、家族も発達している時期なので今後の家族計画やどのような子育てをしていきたいか、などについても相談があれば、話を聞くようにしています。

　——在宅看護ならではの困りごとは何でしょう。
　福田　お子さんがどんどん大きくなってくると、入浴の介助などは私たちだけで抱えるのが難しくなってきます。福祉用具やリフトなどは、高齢者の場合はレンタルができるのですが、障がいのある方はそれが不可能だったりするので、お金をかける必要があるかもしれないということ。スタッフの体の負担もあるので、そういう点で利用者さんのご家族と折り合いをつけていかなければならないのは困りごとでもあります。ですから、ご家族の方々にも受け入れていただけるよう、将来のことも含めつつお話をするようにしています。

　——事業所として地域貢献に取り組んでいることについて教えてください。
　福田　看護小規模多機能型居宅介護（地域密着型サービス事業所）を

設立するにあたり、地域と交流を持つことも規定の一つに入っています。2005 年に八千代市でつくられた「やちよ元気体操」という体操があるのですが、それを地域の方と一緒に月 2 回ほど実施しています。また、地域密着型サービス事業所としては、隔月で運営推進会議が義務づけられていますので、地域の方々をはじめ市役所の職員の方などにお越しいただき、より良い運営のための話し合いをしています。さらに、「まちこカフェ」というコミュニティカフェも運営。毎週水曜日にクラフトづくりをしたり、エンディングノートを作成したりしています。

　　——最後に、今後の抱負をお願いします。

　福田　近年、共生型サービスというのが創設されて、介護保険または障害福祉いずれかの指定を受けている事業所は、もう一方の制度の指定も受けやすくなりました。人員配置の問題やスタッフ教育の強化などの課題がありますが、そうしたことに力を入れていきたいと思います。地域の皆さん、どなたでも利用できるような事業所にしていきたいです。

　また、看護師同士のつながりも大切にしていきたいと考えています。看護師は病院、訪問看護ステーションだけでなく、学校や企業など様々なところで活躍しているので、その看護師が一緒に手をつないでいくことで、より良いケア、看護ができていくと思います。

　そして、看護をさらに極めていくことです。「食事、睡眠、排せつ」という基本的な事柄を一つひとつスタッフと勉強して、看護に対してもう少し泥臭く取り組んでいきたいと思います。

◇**プラスワン**◇専門用語について

※気管切開とは？

　肺に空気を送ったり、痰を吸引しやすくするために気管に孔(あな)を開けることです。

※**胃瘻**(いろう)とは？

　口から食事のとれない方や、食べてもむせ込んで肺炎などを起こしやすい方のために、「おなかに小さな口」を造って、直接胃に栄養を入れる栄養投与の方法のことです。鼻からのチューブなどに比べ、患者さんの苦痛や介護者の負担が少なく、喉などにチューブがないため、口から食べるリハビリや言語訓練が行いやすいというメリットがあります。
出典：NPO法人PDN（Patient Doctors Network）www.peg.or.jp

※腹膜透析とは？

　おなかの中に入れた透析液に血液の中の汚れを取り除かせる方法です。透析液を交換するときに、細菌がおなかの中に入らないように注意が必要です。

※在宅酸素療法（ＨＯＴ）とは？

　血液中の酸素が不足している方が、自宅など病院以外の場所で不足している酸素を吸入する治療法のことです。

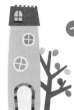

訪問看護ステーションどんぐりころころ
（医療法人社団啓友会）

所　長　藤山ミツコさん
看護師　岡　　純子さん
　　　　西原　由夏さん

◇元気と希望を与える看護の仕事

——こちらの訪問看護ステーションを利用されているのはどのような
方でしょうか。

藤山　主に、15歳未満のお子さんがいるご家庭で、心のケアが必要
なお母さんが対象になっています。

——訪問看護を始めたきっかけを教えてください。

西原　医療法人内で訪問看護を立ち上げるにあたり、院長からお声掛
けいただいたのが始まりです。小児病院での勤務経験はありますが、訪
問看護自体も初めてでしたし、精神看護、しかも母親を対象にしている
ということで少し戸惑いもありました。けれども、小児科でたくさんの
悩みを抱えたお母さんがいらっしゃるのを見ていたので、そうした方々
の手助けになればと考えてご一緒させていただくことに決めました。

岡　以前は19年ほど総合病院で勤務をしていましたが、結婚を機に
退職。子どもも大きくなったので復職を希望していたところ、藤山さん
から声をかけていただきました。昔から子どもの心理や発達に興味があ
ったのと、藤山さんの人柄に惹かれたことが決め手です。

藤山　私は長年、行政機関に勤務しており、子育てやお子さんの発達
などに悩むお母さんと触れ合うことも多くありました。そんな中、ある
きっかけをもとにもっとじっくり丁寧に、お母さん方と向き合いたいと
考えるようになったのです。まずは相談室を設置してみましたが、そこ

にも足を運べない、家の中で困っている方がいるというのもわかっていたので、訪問看護を始めることにしました。

——あるきっかけとは何でしょう。

藤山　東日本大震災です。健康相談のボランティアをしていたときに、

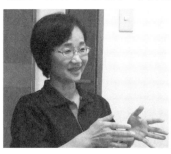

色々と混乱した状況で、お母さん方は悩みながら子育てをしていて笑顔になれずにいる、そういう姿を見たときに、「今やらなければ！」という強い思いが湧き上がりました。

——仕事をするうえで留意していることは。

岡　お母さん方の話をじっくり聞くことです。病院で看護師をしていたときは問題点を見つけてそれをどう解決していくか、という思考で働いていましたが、この仕事についたら利用者さんのありのままの姿を受け止めることが大事だと感じています。

西原　私も同様に思います。まずは、お母さんがやっていることを認めることが最も大切だと考えます。

藤山　2人が話してくれたように、一生懸命子育てをしているありのままのお母さんを受け入れることが肝要ですね。そして、自分の物差しで見ないこと。つい自分の価値観の中で判断しがちなので、そこは気をつけながら相手の持っている力を引き出すように心がけています。

——基本的なお仕事の内容とは。

岡　体温や血圧を測ったり、その日の体調を把握すること。そして現在の困りごとの有無などお母さんのお話を聞きます。公共サービスの提案やお子さんとの関わり方や遊び方などを助言することもあります。

——仕事の魅力ややりがいを伺います。

西原　最初にお会いするときはたいてい下を向いて元気のない様子なので、私はこの方を本当に手助けできるのかと思うこともあります。けれども、訪問を続けるうちにだんだんとお母さんが前を向いてきて笑顔が多くなってきたときに、この仕事をやってきてよかったと実感します。

岡　本当にその通りで、八方塞がりになっている方でも毎週かかわっていく中で、私たちに会うことで安心してくれているのだな、という感覚が芽生えてきます。雑談などもするうちに、新たな一面がみられるようになったり、お母さんが前向きな 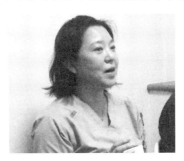 思考で自分で決断したり選択するようになっていくのをみると、人は人の関わりで変わっていくのだと感じられます。そういうものを間近でみさせていただけるのは大きな魅力です。

藤山　私はやはり世界中のお母さんに笑顔でいてほしいという思いがあります。悩みや病気のために笑顔が出せない方もいるのですが、その中でも一瞬、ニコッとしていただけると嬉しいですね。血圧を測りながら手をさすったり、お話を聞きながら相槌をうったりすることしかできないのですが、そうしていく中で帰るときにはお母さんたちが笑ってくれるのです。そうすると、やはり私たちも心が明るくなります。

ケアを目的に訪問しているのですが、結果的にこちらがケアされている部分もあります。私はよく「お互い様」と言っているのですが、一生懸命子育てを頑張っているお母さんたちが笑顔になってくれることが、私のやりがい、仕事をしていてすごく楽しい、頑張ろうと思える原動力になります。医療的な知識の上で生活支援ができる、看護師って素晴らしい仕事だと近年ますます思っています。

──これまでで、特に印象に残った利用者さんとのかかわりとは。

藤山　どの利用者さんも一人ひとり大切な方たちで、様々な状況があるので選ぶのは難しいのですが……。若いご夫婦のことをお話ししたいと思います。乳幼児期のお子さんが１人いる、３人家族のご家庭です。お母さんがうつ状態になっていて、ほとんど起きられずに家事・育児が困難になっていました。ご主人は頑張って掃除や洗濯などをしているけれども、やはり小さな子どもの世話は奥さんにも協力してほしいと思っていて、不満を抱えていました。奥さんからしてみると、体調が悪いのに誰も自分の気持ちをわかってくれない、というのでさらに追い詰められてしまう状況でした。

──そんな中、訪問看護に出向いたわけですが、どのような対応を心がけましたか。

藤山　まずはとにかくお母さんの味方でいることを第一に考えて、話を聞くことに徹しました。すると、だんだんとお母さんがご自身と向き合うようになり、少しずつ私たちの話も受け入れてくださるようになってきました。次第にご主人や２人のご両親も話を聞いてくださるようになって、皆でどう乗り越えようか、という意識に変わっていったのです。

──周りの人たちの理解がお母さんを助けることにつながっていったのですね。

藤山　そうですね。ご夫婦や親子の間に入って、そのつなぎ役をしたことも重要だったと思います。「奥さんはこういうことが言いたかったのね」「ご主人が言っていることはこういうことだよね」というように声掛けをして、お互いの本当の気持ちを一つひとつ掘り下げていくわけです。昔は近所におせっかいなおじさん、おばさんがいてうまい具合に間に入ってくれたのですが、現代の社会状況では難しいですよね。そこを私たちがなんとかできれば、という気持ちがあります。うまくいかな

かったときには、「惜しかったよね」「努力したよね」と包み込むように
ほめ称える。常に尊重し、励まし続けていくことを心がけました。

——現代では様々な福祉サービスもありますね。

藤山　確かに、福祉サービスや色々な事業があり、行政からの説明も
ありますし、たくさんの資料も準備されています。けれども、ご自身が
必要だと思わないとなかなか受け入れていただくのは難しい。あくまで
も利用者さんのペースで進めていくので、こちらが説明をしても相手の
耳に入らないときもあるのです。頃合いを見て提案して、そのときはす
ぐに受け入れられなくても、しばらくすると「前に聞いたような気がす
るけど……」と質問してくれることもあります。相手のペースに合わせ
て、待つことも大事だと教えてもらっています。

——読者の方々に伝えたいことは。

西原　もし、ご自身はもちろん、周囲に悩んでいる人がいらしたら、
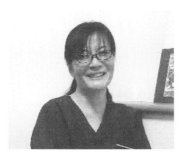
勇気を持ってお医者さんに相談してみ
ることを勧めます。こうした訪問看護
もありますので、まずは相談すること
が大切です。

岡　看護師の資格はなくても話を聞
くことは誰にでもできるはずです。悩
んでいたり困っていた人がいたら、聞
いてあげる、共感してあげることをみんなができたら、人が人を支え合
って、素敵な社会になるのではないでしょうか。

藤山　子育ては1人ですることではなくて、様々な人の協力が必要で
す。子どもたちは社会の宝なのだから、抱え込まず頑張りすぎないでね、
と伝えたいです。困ったときにはお互い様。お互い声をかけ合えるとい
いと思います。

アフリカの諺に、「1人の子どもを育てるには村中の智慧と力と愛が必要」とあります。

——では、最後に今後の展望、目標などをお願いします。

岡　こうした場所が八千代市以外にもたくさんできることを願っています。まだまだ全国的には少ないと思いますし、きっと日本中に苦しんでいる人がいるはずですので。

西原　今後の目標としては、不安や悩みを抱えて苦しんでいるお母さんたちを包み込み、受け入れ、安心させてあげられるような人をめざしていきます。

藤山　私は40年以上看護の仕事をしていて、これまでたくさんの尊敬する先輩に出会ったのですが、その中の1人にハンセン病の療養所の副看護部長を務めた先輩がいます。その先輩が書いている手記を読ませてもらったときに、まさに私の看護人生のめざす先があると感じました。

手記には、先輩が定年を迎えた日、最後の挨拶を終えると患者さんから「あなたの声は本当に元気が出た。握ってくれた手は温かった。それで、あなたの笑顔は最高だった」と言われたそうです。そのときに「あぁ、私の看護生活万歳！」と感じて終えられたと書かれていました。私はそれを読ませてもらったときに、こういう看護人生を送りたいと心底思ったのです。医療処置ができたり、機器に囲まれた仕事もできたりもするのだけれども、座っていても話を聞いてあげるだけでも相手が元気になる、こういう仕事は素晴らしい、生涯看護師でいたいというふうに。ですから、これからも自分の健康を大事にして看護師人生を全うすることが目標です。今は、素晴らしいスタッフに囲まれて仕事ができることが本当に幸せです。皆さんに感謝しています。

　訪問看護ステーション制度の黎明期から、在宅ホスピスを中心とした訪問看護活動に従事していた訪問看護師の秋山正子さん。これまで「暮らしの中で療養する人・家族を支えるケアを」という思いを胸に東京都にて様々な取り組みをされてきました。

　「市ヶ谷のマザーテレサ」と呼ばれ、訪問看護のパイオニア的な存在として20年以上にわたり行ってきた活動内容を中心に、地域包括ケア、在宅看護に対する考え方などを伺いました。

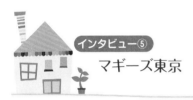

インタビュー⑤
マギーズ東京

センター長　秋山正子さん

▽在宅看護の黎明期

　——訪問看護ステーション制度が始まった1992年当時の日本の在宅看護を取り巻く環境や様子を教えてください。

　秋山　初年度に設立した事業所は全国で200カ所、東京都内では9カ所でした。開始から26年経った2018年現在、その数は全国で約1万カ所です。都内は約1100カ所。つまり、当時は在宅看護の仕組みが整っていない中での出発でした。

　それ以前に、1980年代からゴールドプラン（高齢者保健福祉推進十カ年戦略）といって、高齢化に対応するため、国を挙げての高齢者介護等の問題に取り組む姿勢が明確にされました。そして、在宅で寝たきり

の人に対する調査を行い、保健所が実態を把握して必要な人のところに看護師が訪問指導という形で看護をしていたのですが、医師に連絡は取るけれども医療処置をしてはいけないから、清拭をしたり体位変換をしたりするだけで、医療的なことはできない状態でした。

——現在では、「訪問看護指示書」で医師の指示を受けたうえで医療処置が可能となっていますね。

秋山　はい。そして、それだけではなくて、ケアの仕方を介護する家族に伝えることも大切な仕事だと思っています。家族の不安を聞いたり、今後の予測をしたりする。看護師がいない間も安心して過ごせるように、起こるべきことを予測してその際の対処法や回避法を話しておきます。食事や排せつ、衛生的なことに関する工夫などです。

病院だとある一定の基準で清潔も保てるし、道具もあるけれども、自宅へ訪問して家庭内にあるものを使い、それぞれのお家のルールにしたがってケアをするので、そこは大変な点でもあるのですが、自宅で療養する場に看護が入るという意味合いはとても大きいと考えています。

——以前から訪問看護を希望する方は多かったのでしょうか。

秋山　潜在的にはたくさんいらっしゃったと思います。けれども、利用したことがないサービスなので、皆病院でないと療養できないと思っていました。帰宅を希望しても叶わないことがあったのです。がんの末期の方の在宅ホスピスも可能になったのは、その2年後の1994年。健康保険法の一部改正で年齢枠が撤廃され、子どもから超高齢者まで訪問看護を利用できるようになりました。

そういう活動を続けている間に、在宅のニーズは増え続け、2000年の介護保険法の実施につながるわけです。そのあたりから訪問看護の実施数は一気に数を増やしました。

▽地域の人々とのつながり

——2001 年に訪問看護ステーションである有限会社ケアーズ（2006
年に株式会社化）を設立されました。

　秋山　それまで勤務していたステーションの母体である医療法人が解
散することとなり、事務所も畳まなければならないという事情がありま
した。当時は 6 名の看護師が約 60 名の利用者さんの元を訪問していま
したが、通常でしたら退職し、看護師それぞれが別のステーションに移
っていくという形が取られると思います。

　しかし、6 名で話し合いをした結果、目の前に看護を必要としている
人がいるのに、自分たちの都合で辞めるのは申し訳ない、そして全員が
これからもその方たちの訪問看護に行きたいという強い気持ちがあるこ
とがわかったのです。

　なおかつ、もう一つの大きな理由は、約 10 年にわたり活動してきた
ので、私たちが看取った後のご家族や関わった医師、民生委員の方々な
ど、地域の中の絆が芽生えていました。10 年の間に信頼関係を築き上
げていたため、それを手放して新たな場所で始めるのではなく、地域に
根ざしたものを大事にして続けるには、一つになって立ち上がったほう
が良いのではないか、という考えにまとまりました。ですから、私一人
が立ち上げたわけではなく、看護師で話し合った結果の設立なのです。

——その後、ＮＰＯ白十字在宅ボランティアの会を設立されました。
訪問看護から一歩飛び出して、地域の方に向けた活動を始めた理由は？

　秋山　まず、ボランティアの会を立ち上げたのは、2006 年なのですが、
介護保険制度が 2000 年に始まって、6 年経ったときに、大きな法改正
がありました。それは、すでに介護保険が財政的にパンク状態であった
ためです。介護度が低い人たちに対する保険制度の見直しがなされたこ
とによって、制度の隙間に落ちてサービスが届かない人がいるというこ

とが見えてきました。

　例えば、病院の外来へ行った際、院内に足を踏み入れたらそこからは医療保険の適用になります。ヘルパーさんが介護保険を適用した方を連れて病院に入ったら介護保険は使えません。厳しく言えばそこからは自費になるのです。病院のボランティアの方に手伝っていただくこともできるでしょうが、なかなか難しい。社会福祉協議会のボランティアの方に頼むにも、前々から予約を取って交渉しなければなりません。そういうことで、制度の隙間に落ちてしまう人を支援する目的で設立しました。

　また、在宅療養がとてもよい結果を生んでいるにもかかわらずなかなか広がらないことから、実際に訪問看護を利用した方の体験談を聞いていただく機会をつくりたいと考えたからです。同じ地域で様々なサービスを入れながらご家族を最期まで看た方がいるのだ、というのを多くの方が知ることで、在宅療養が進むことを期待しました。

　——自主企画で行っていた市民公開講座はその後、行政主催の事業となっています。時代を先取りしていたとも言えるのではないでしょうか。
　秋山　市民公開講座は、はじめＮＰＯ白十字在宅ボランティアの会が主体になって様々な助成を受けて自主企画をしていたところ、2010 年には行政が着目して、新宿区の主催で行われるようになりました。これは時代の流れに沿っている内容であったからだと思います。

　2014 年の医療介護総合法案の可決により、地域包括ケアシステムの実現が国のレベルから市区町村に下りてきて、各地域で市民向けの啓発活動、教育活動をすることが求められました。その 7 年前の 2007 年から、地域の仕組みを知ってもらい、最期まで自宅で過ごせることを理解してもらえるような活動をしていたら、2010 年に新宿区がいち早くそれを事業化し、その後 2014 年からは国の課題になっていたということです。

　時代の先取りを狙ったわけではありませんが、地域のニーズを拾っていくうちに、結果的にはそうなったというわけです。

▽相談事業と多職種連携

——2011 年に都営戸山ハイツにて「暮らしの保健室」を開設された
とのことですが、そこでの取り組みについてお聞かせください。

秋山　先述の市民講座を聴講された方にお声掛けをいただいたことが
きっかけです。その方は以前、戸山ハイツで書店を営んでいらしたので
すが、現在はその場所は倉庫にされているとのことで、社会貢献活動の
ために安価で貸してくださるとのお話でした。

そこで私は、2008 年に知ったイギリスのマギーズセンター（後述）
を日本でもつくりたいという構想があったので、それに近づくため、地
域に開かれた相談事業をしたいと思って始めました。

——相談事業が必要だと思った理由とは何でしょう。

秋山　訪問看護を利用される方は、
症状が重度になってからつながる場合
が多いので、もう少し前から関わるこ
とで、症状が進行するにしても緩やか
な経過をたどることができ、入院を避
けられるのではないかと考えました。
ご本人や家族にとって相談する先があ

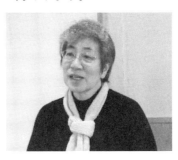

ることは、とても心丈夫なのです。そういうことを、私たちとつながっ
ていない方たちにも知る機会を多くしたい。それには、誰でも来られる
相談の窓口が開いていることが必要なのではないかと思ったのです。

——財源など難しい部分はあったかと思うのですが。

秋山　そうですね。予約は不要、相談料無料でやるには、お金が必要
です。2011、12 年は厚労省のモデル事業の在宅医療連携拠点事業に手
を挙げて、その事業助成を受けて運営をすることにしました。そのなか

にはたくさんの課題があって、例えば様々な地域の多職種を集めての連携会議の実施や、地域ケア会議などを企画し、運営することなどが求められます。そうした課題をクリアするのに私たちが最も取り組みやすく、意義があると思ったのが「事例検討」という勉強会です。毎月多職種が集まって、顔の見える関係ができるようにし、特に亡くなった事例の振り返りのカンファレンスを公開し、事例提供をしていくスタイルを取りました。

　　──多職種というと、どのような職種の方々でしょうか。
　秋山　毎回様々な方が参加しますが、私たち訪問看護師のほかに、在宅医、病棟医、病院看護師、歯科医師、薬剤師、病院地域連携室、地域包括支援センター、ケアマネジャー、デイサービススタッフなどです。
　　自分が直接関わっていない事例でも、あらためて振り返ったことで誰とどういう連携を取り、情報共有したらよいかというのが具体的に学べるので、実施後のアンケートではプラスのメッセージをいただくことが多いです。そして、皆でディスカッションしていくと、こういうチームができれば地域内のどんな困難なケースでも、最期まで本人の希望どおりにできるという自信にもつながっているようです。

▽日本にも「第2のわが家」を

　　──では、先ほどお話に挙げられた「マギーズ東京」について伺います。まずはイギリスのマギーズセンターについてご紹介いただけますか。
　秋山　1996年にスコットランドの首都エジンバラにあるウエスタンジェネラル病院の敷地にあった売店を改修したものがマギーズセンター第1号です。造園家、造園史家のマギー・ケズウィック・ジェンクス（Maggie Keswick Jencks）さんは、1988年に乳がんと診断され、乳房摘出手術を受けましたが、その後がんは再発します。医師から余命数カ

月と聞かされたときに茫然となっていたところ、「すみませんが、廊下に移動していただいてもいいですか」と次の患者のために退室を促された経験がありました。そのことから、死の恐怖や不安の中で、「自分自身を取り戻したい、家のように安らげる空間がほしい」と強く願ったことがマギーズセンターの構想につながったと言っています。

何よりも、「死の恐怖の中で生きる喜びを再発見できる場がほしい」という思い、そのためには、自分に必要な情報を選び取る適切なガイド役がいるということ、たとえ、もう標準的な治療はないにしても、何かしら自分にできることは挑戦したいと、がん当事者であるマギーさん自身が感じ考えたことだそうです。

——そして、秋山さんも日本にもマギーズセンターが必要だと思われたわけですね。

秋山　2008年の国際がん看護セミナーに参加したときに、マギーズの存在を知りました。日本の外来診療ではゆっくりと話を聞くということは努力こそすれ、実現は難しいでしょう。また、相談支援センターは予約が必要であり、15〜20分刻みでの対応が限界です。訪問看護現場での問題意識も芽生える中で、外来通院中の方も含めて気軽な相談窓口が病院以外の場所にできたらいいという思いが強まりました。

——マギーズ東京で大切にされていることはどんなことでしょう。

秋山　マギーズは、「がんを経験した人とその家族、友人が戸惑い孤独なときに、病院とは別の場所で医療的知識をもった友人のような看護師や心理士、栄養士が相談に応じられる場所」。「病院と家の中間にある『第2のわが家』」とも呼ぶことができます。そこで大切にしているのは、相談支援のかたちです。答えをそのまま与えるのではなく、一緒に考えて、その人が自分の力を取り戻せるようなお手伝いをするように心がけています。

▽訪問看護への思い

——1990年代から在宅看護の世界で様々な取り組みをされていらっしゃいますが、一貫して変わらない思いはありますか。

　秋山　当事者の思いを真ん中に据えて考えることです。当事者の目線に立った言動を大切にして、その人に本当に必要なものは何かを一緒に考えていく姿勢です。訪問看護では、利用者の生活の中に入っていくことになります。相手のホームグラウンドに入っていくわけですから、そちらの流儀に合わせて考え方の目線を変えていかなければいけない。それが在宅の最大の特徴です。

　相手がどのような生き方をしてきて、どんな考えを持ち、今自分の病気をどう解釈していて、感じているのか、ということをまず考えないと難しいですね。切り取られた1時間はその人のためのものです。めいっぱい使いながらやっていくということです。

——様々な困難の中でも秋山さんが訪問看護の世界に身を置き続ける理由とは。

　秋山　それは非常に単純で、私もがん患者の家族だったという理由です。父も姉も自宅で看取った経験がありましたから、自宅の環境が当事者の方をとてもリラックスさせ、そういう中で過ごすことの大切さを自分の家族で実体験しているからです。

——これから地域包括ケアがますます発展していくために必要だと思われることは何でしょう。

　秋山　まず、病院で働く看護師の方たちにお伝えしたいのは、院内で見せる患者さんの顔は一面であるということです。つまり、様々な関係性の中で生きている社会的な人間であるということを理解したうえで、元の生活に戻る際に配慮してほしいのです。病院の中から見ると、地域

包括ケアは病院が中心に考えられていて、病院を退院させることから始めるのですが、そうではなくて、元々住んでいた人がいて、たまたま入院しているという設定なわけです。そのように発想を変えて、特に高齢者はなるべく入院を避け、入院してもすぐに戻れる、そういった地域の連携がうまくいくというのが最大の課題だと思います。

　施設にしても然りで、介護施設も上手に利用することは必要なのだけれども、そこから帰ってくるときに受け皿となる地域が育っていないと帰っては来られません。どんな人でも望めば生活できる場所の選択肢が広がるような地域でないと、地域包括ケアは育っていかないのではないでしょうか。

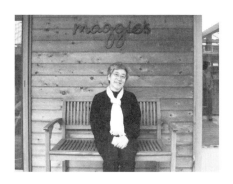

――都会ならではの問題点はありますか。

　秋山　一人暮らしが多くて、絆が切れている点ですね。その絆の再構築のために、私たちも裏方になって「仕掛け」をすることもあります。地域活動が盛んになると元気な高齢者が増えていきます。私たちはちょっとお手伝い、という形で参画できればと。絆の再構築にはそういう工夫が必要なのです。

――在宅での療養生活を考えている方やそのご家族へのアドバイスを伺います。

　秋山　在宅ケアにはえも言われぬ不思議な力があります。もちろん大

変そうだなとか、１人で抱えなければならないとか色々な重たい気持ちがあるかもしれません。けれどもそれこそ今は、色々な手助けが得られる地域の支援が整ってきています。自分だけで抱え込むのではなくて、少し窓を開いて、相談したり、助けを求めたりすれば、必ず温かい手が伸びるはずです。思い切って声を出してつながってみてください。

　　――最後に、今後の抱負を伺います。
　秋山　いよいよ地域包括ケアから地域共生社会に向けて色々な年代の様々な課題を抱えた方が、皆一緒に地域で共に幸せに生きる社会をめざす時代に突入していきます。それを考えたときに、次世代を担う子どもたちや学生がよりよく生きるための社会の仕組みが整っていないことがたくさんあるので、子どもも含めた地域共生社会をめざす「何か」を地域の中で見出していけたらいいと思っています。

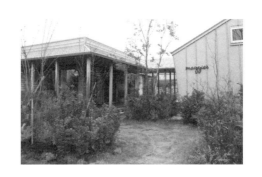

おわりに

　書籍『死ぬ瞬間』で有名な米国の精神科医、エリザベス・キューブラー・ロスは、死ぬ瞬間まで病気になる前の生活とできるだけ同じ生活を送るべきであるし、大切な人々との関係を維持して、なじみのある居心地のいい環境で多くの時間を過ごすことが重要だと強調しています。このようなことが実現できるよう、重い病で人生の最期が迫ったとしても、住み慣れた自宅で自分らしく暮らしたいという多くの人々の願いに応えるのが、在宅医療や在宅看護に携わる者の考え方です。

　病の治療は「時々入院」で、それ以外のいつもの生活中心で「自宅」で過ごし、好きな物を食べたり、時にはお酒を飲んだりすることも、生活の質を高めることには大切です。こういった「いつも自宅で時々入院」という暮らしが住み慣れた地域でできるよう、それぞれの地域で「地域包括ケアシステム」の芽を育てていきたいと思います。

　本書インタビュー（P.104）でワールド訪問看護ステーション訪問看護師の北川さんが、地域包括ケアシステムにおいて最も重要なことに触れています。それは「植木鉢モデル」のベースにある水受け皿「本人の選択と本人・家族の心構え」です。「急変した際は病院で治療してもらいたい」「いつもは在宅で自分らしい生活がしたい」「家族が疲れてしまったから施設も考えよう」とご本人やご家族がこういった希望を言えること、そしてその思いを訪問看護師はじめ医師や専門職が柔軟に受けとめることも大切だと。そのためには地域に多種多様なメニュー（選択肢）がたくさん揃うことが必要です。

　多種多様なメニューには、急変時頼りになる「かかりつけ医」や「救急対応の医療機関」などの医療系サービス、日頃の療養を支える「訪問看護ステーション」や訪問看護も受けられて時には宿泊もできる「看護

小規模多機能型居宅介護」、「ヘルパーステーション」などの在宅系サービス、一人暮らしやご家族がどうしても看護・介護を担うことができない場合に入所できる施設、例えば「サービス付き高齢者向け住宅」などの施設系サービスが挙げられます。これらが地域の30分以内（日常生活圏域）に充実していることが「地域包括ケアシステム」の望まれる姿です。

この中で、ご本人・ご家族の思いをくみ取って直接訪問看護サービスを提供したり、多様なサービスにつなげたりする橋渡し役を担うのも訪問看護師の役割になります。お困りのことがありましたら看護職が常在するお近くの訪問看護ステーションや地域包括支援センターにご相談ください。きっと一緒に考え、力になってくれるはずです。

最後に、秀明大学看護学部の当地である千葉県八千代市は、八千代市医師会や東京女子医科大学八千代医療センター病院を中心に在宅看護関係の社会資源が整備され、熱心に活動する医師・看護職をはじめとする関係者が多い地域です。在宅看護関連の訪問看護ステーションは12カ所（2019年現在）あり、八千代市訪問看護師会が組織され、お互いの組織が仲良く互助・共助しながら熱意を持って活動しています。お忙しい中、八千代市内からケアーズ代表椎原久美子様、ワールド訪問看護ステーション北川トシ子所長、訪問看護ステーションどんぐりころころ藤山ミツ子所長、まちのナースステーション統括所長福田裕子様、向日葵ナースステーション管理者安藤仁子様、向日葵クリニック院長で在宅医療専門医・家庭医療専門医の中村明澄先生に熱い思いを語っていただきました。ありがとうございます。そして「在宅ケアには不思議な魅力がある」という白十字訪問看護ステーション・マギーズセンター東京統括所長秋山正子様からも在宅看護にできることを熱くお話しいただきました。深く感謝申し上げます。

138

自宅で最期まで療養することをめざす在宅看護－いつも自宅で時々入院と本書のはじめに在宅看護の目的を掲げました。

　この企画をご提案いただきました秀明大学　川島幸希学長・理事長、茅島江子看護学部長に心より感謝申し上げます。また、企画の段階からインタビューそして編集に多大なご尽力いただきました秀明大学出版会の山本恭平様、戸田香織様に感謝申し上げます。

　本誌で訪問看護について語っていただきました秋山正子氏（認定NPOマギーズ東京センター長）が第47回フローレンス・ナイチンゲール記章を受賞されました。

　フローレンス・ナイチンゲール記章は、F. ナイチンゲール生誕100周年を記念して1920年に第1回の記章が授与され、現在までに隔年ごと世界中から47回にわたり受賞者を決定している看護職にとって栄誉ある記章です。

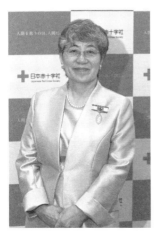

秋山正子様

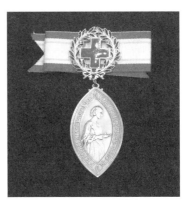

ナイチンゲール記章

写真提供：認定NPO法人マギーズ東京

【引用・参考資料】

《はじめに》
1.厚生労働省「医療と介護の連携に関する意見交換」(平成29年3月22日資料)
https://www.mhlw.go.jp/file/05-Shingikai-12404000-Hokenkyoku-Iryouka
/0000156003.pdf

2.『地域包括ケアシステム構築のためのヒント　私たちの街で最期まで一求められる在宅医療の姿』,日本在宅ケアアライアンス,(2017).

3.『在宅看護論』,河野あゆみ編,メヂカルフレンド社,(2016).

4.『Florence Nightingale Museum Guidebook』,(1997).

5.『病院の世紀の理論』,猪飼周平,有斐閣,(2010).

《在宅医療 Q&A 〜よくあるご質問に答えます〜》
1.『K市地域包括支援センターにおける「もの忘れ相談」の内容と出現割合の分析』,有賀智也 渡辺みどり 千葉真弓ら,日本看護福祉学会誌,20巻2号,(2015).

2.『大都市に住む一人暮らし男性高齢者のセルフケアを確立するための課題 高層住宅地域と近郊農村地域間の質的分析』,河野あゆみ 田高悦子 岡本双美子ら,日本公衆衛生雑誌,56巻9号,(2009).

3.『在宅医療をはじめる方へ 訪問看護活用ガイド改訂版7刷』,公益財団法人 在宅医療助成勇美記念財団,在宅医療と訪問看護のあり方検討委員会,(2015).

4.『地域包括ケアシステム構築のためのヒント　私たちの街で最期まで一求められる在宅医療の姿』,日本在宅ケアアライアンス,(2017).

5.公益社団法人 東京都医師会ホームページ
https://www.tokyo.med.or.jp/citizen/counseling/primary_care

6.公益財団法人 日本訪問看護財団ホームページ
https://www.jvnf.or.jp/homon/_1_4.html

7.一般社団法人 日本訪問歯科協会ホームページ
https://www.houmonshika.org/patient/about/

《第1章》
1.厚生労働省「平成29年(2017)患者調査の概況」(平成31年3月1日)
https://www.mhlw.go.jp/toukei/saikin/hw/kanja/17/dl/kanja.pdf

2. 『国民衛生の動向 2018/2019』, 一般財団法人 厚生労働統計協会, 第 65 巻
第 9 号, (2018).

3. 国立社会保障・人口問題研究所「日本の将来推計人口—平成 28（2016）～
77（2065）年—」（平成 29 年 7 月 31 日）
http://www.ipss.go.jp/pp-zenkoku/j/zenkoku2017/pp29_ReportALL.pdf

4. 厚生労働省保健局医療課　意見交換資料「【テーマ 1】看取り参考資料」（平
成 29 年 3 月 22 日）
https://www.mhlw.go.jp/file/05-Shingikai-12404000-Hokenkyoku-
Iryouka/0000156003.pdf

5. 総務省統計局統計調査部国勢統計課表「年齢（各歳）　男女別人口及び人口
性比—総人口　日本人人口」（平成 29 年 10 月 1 日現在）
http://www.stat.go.jp/data/jinsui/2017np/index.html#a05k28-b

6. 総務省統計局「我が国の子供の数『こどもの日』にちなんで（「人口統計」
から）」（令和元年 5 月 4 日）
https://www.stat.go.jp/data/jinsui/topics/topi1201.html#aI-1

7. 『訪問看護アクションプラン 2025 ～ 2025 年を目指した訪問看護〜』, 公
益社団法人 日本看護協会　公益財団法人 日本訪問看護財団　一般社団法人
全国訪問看護事業協会.
http://www.jvnf.or.jp/2017/actionplan2025.pdf

8. 厚生労働省中央社会保険医療協議会（中医協）「在宅医療　その 4」（平成
29 年 11 月 15 日）
https://www.mhlw.go.jp/file/05-Shingikai-12404000-Hokenkyoku-Iryouka/
0000186845.pdf

9. 『訪問看護がつくる地域包括ケア〜データからみる「訪問看護アクション
プラン 2025」の今〜』, 公益財団法人 日本訪問看護財団, (2019).
https://www.jvnf.or.jp/wp-content/uploads/2019/12/actionplan2025_2019
ver.pdf

10. 厚生労働省保険局医療課「平成 26 年度診療報酬改定の概要【在宅医療】」（平
成 25 年 5 月 29 日）
http://www.ncgg.go.jp/zaitakusuishin/zaitaku/documents/08_2-2.pdf

11. 厚生労働省中央社会保険医療協議会（中医協）「在宅医療　その 1」（平成
27 年 2 月 18 日）
https://www.mhlw.go.jp/file/05-Shingikai-12404000-Hokenkyoku-
Iryouka/0000074433.pdf

《第2章》
1.厚生労働省「平成28年度版厚生労働白書—人口高齢化を乗り越える社会モデルを考える—」
https://www.mhlw.go.jp/wp/hakusyo/kousei/16/

2.内閣府「平成28年度版高齢社会白書（全体版）」
https://www8.cao.go.jp/kourei/whitepaper/w-2016/html/zenbun/s1_1_1.html

3.厚生労働省「地域における医療及び介護の総合的な確保について」
https://www.mhlw.go.jp/file/05-Shingikai-12401000-Hokenkyoku-Soumuka/0000052237.pdf

4.厚生労働省老健局「地域包括ケアシステムについて」（平成25年6月13日）
https://www.kantei.go.jp/jp/singi/kokuminkaigi/dai15/siryou1.pdf

5.厚生労働省「これからの介護予防」
https://www.mhlw.go.jp/file/06-Seisakujouhou-12300000-Roukenkyoku/000075982.pdf

6.厚生労働省老健局保健課「在宅医療・介護連携推進事業について」
https://www.fujitsu.com/downloads/JP/group/fri/report/elderly-health/h29homecareseminar_siryou01.pdf

7.三菱UFJリサーチ＆コンサルティング 平成27年度老人保健事業推進費等補助金老人保健健康増進等事業「地域包括ケアシステム構築に向けた制度及びサービスの在り方に関する研究事業報告書」地域包括ケア研究会地域包括ケアシステムと地域マネジメント（平成28年3月）
https://www.mhlw.go.jp/file/06-Seisakujouhou-12400000-Hokenkyoku/000126435.pdf

8.三菱UFJリサーチ＆コンサルティング 平成28年度老人保健事業推進費等補助金老人保健健康増進等事業「地域包括ケアシステム構築に向けた制度及びサービスのあり方に関する研究事業報告書 地域包括ケア研究会報告書—2040年に向けた挑戦—」（平成29年3月）
https://www.mhlw.go.jp/file/06-Seisakujouhou-12300000-Roukenkyoku/1_UFJ.pdf

9.厚生労働省老健局振興課「地域支援事業の充実と介護予防の見直し」（平成26年4月25日）
https://www.mhlw.go.jp/file/05-Shingikai-12301000-Roukenkyoku-Soumuka/0000044833.pdf

10. 厚生労働省医政局指導課在宅医療推進室「在宅医療の最近の動向」
https://www.mhlw.go.jp/seisakunitsuite/bunya/kenkou_iryou/iryou/
zaitaku/dl/h24_0711_01.pdf

11. 厚生労働省医政局指導課在宅医療推進室「在宅医療の現状と課題」
https://www.mhlw.go.jp/stf/shingi/2r9852000001jlr7-att/2r9852000001jluv.
pdf

12. 厚生労働省中医協「在宅医療（その1）」総－3（平成29年1月11日）
https://www.mhlw.go.jp/file/05-Shingikai-12404000-Hokenkyoku-
Iryouka/0000155814.pdf

13. 厚生労働省中医協「在宅医療（その4）」総－5（平成29年11月15日）
https://www.mhlw.go.jp/file/05-Shingikai-12404000-Hokenkyoku-
Iryouka/0000186845.pdf

14. 厚生労働省老健局社会保障審議会介護保険部会（第83回）「地域支援事業
等の更なる推進＜参考資料＞」（令和元年10月9日）
https://www.mhlw.go.jp/content/12300000/000555623.pdf

15. 一般財団法人長寿社会開発センター「地域包括支援センター業務マニュア
ル」（平成23年6月）
https://www.mhlw.go.jp/stf/shingi/2r98520000026b0a-att/2r98520000026b5k.
pdf

16. 厚生労働省「地域包括ケアシステム構築へ向けた取組事例〜千葉県柏市の
取組〜」
https://www.mhlw.go.jp/seisakunitsuite/bunya/hukushi_kaigo/kaigo_
koureisha/chiiki-houkatsu/dl/model04.pdf

《第3章》
1. 厚生労働省医政局指導課在宅医療推進室「在宅医療の最近の動向」https://
www.mhlw.go.jp/seisakunitsuite/bunya/kenkou_iryou/iryou/zaitaku/dl/
h24_0711_01.pdf

2. 厚生労働省「介護保険法」
https://www.mhlw.go.jp/web/t_doc?dataId=82998034&dataType=0&page
No=1

3. 厚生労働省「地域包括支援センターの業務」
https://www.mhlw.go.jp/seisakunitsuite/bunya/hukushi_kaigo/kaigo_
koureisha/chiiki-houkatsu/dl/link2.pdf

4. 厚生労働省老健局「公的介護保険制度の現状と今後の役割」
https://www.mhlw.go.jp/content/0000213177.pdf

5. 厚生労働省「区分支給限度基準額」（平成 29 年 8 月 23 日）
https://www.mhlw.go.jp/file/05-Shingikai-12601000-Seisakutoukatsukan-Sanji
kanshitsu_Shakaihoshoutantou/0000175118.pdf

6. 厚生労働省「看護小規模多機能型居宅介護の概要」
https://www.mhlw.go.jp/file/06-Seisakujouhou-12300000-Roukenkyoku/00000
91119.pdf

7. 厚生労働省，都道府県労働局，公共職業安定所（ハローワーク）「介護休業
給付の内容及び支給申請手続について」
https://www.hellowork.mhlw.go.jp/doc/kaigokyuugyou.pdf

8. 厚生労働省「月々の負担の上限（高額介護サービス費の基準）が変わります」
https://www.mhlw.go.jp/content/000334526.pdf

9. 厚生労働省「高額医療・高額介護合算療養費制度について」
https://www.mhlw.go.jp/topics/2009/07/dl/tp0724-1b.pdf

10. 国税庁「No.1182　お年寄りを扶養している人が受けられる所得税の特例」
https://www.nta.go.jp/taxes/shiraberu/taxanswer/shotoku/1182.htm

11. 国税庁「No.1120 医療費を支払ったとき（医療費控除）」
https://www.nta.go.jp/taxes/shiraberu/taxanswer/shotoku/1120.htm

12. 社保審−介護給付費分科会第 137 回資料 2 （平成 29 年 4 月 26 日）
https://www.mhlw.go.jp/file/05-Shingikai-12601000-Seisakutoukatsukan-
Sanjikanshitsu_Shakaihoshoutantou/0000163526.pdf

13. 公益財団法人 日本訪問看護財団「こんにちは！訪問看護です」
https://www.jvnf.or.jp/wp-content/uploads/2020/09/20200909hellovisitingnu
rsing.pdf

14. 『国民衛生の動向 2019/2020』，一般財団法人 厚生労働統計協会，第 66 巻
第 9 号，（2019）．

15. 電子政府の総合窓口，平成十七年法律第百二十三号　障害者の日常生活及
び社会生活を総合的に支援するための法律
https://elaws.e-gov.go.jp/search/elawsSearch/elaws_search/lsg0500/
detail?lawId=417AC0000000123#A

16. 電子政府の総合窓口 , 児童福祉法（昭和二十二年法律第百六十四号）.
http://elaws.e-gov.go.jp/document?lawid=322AC00000000164

17.『公衆衛生がみえる 2016-2017』, 医療情報科学研究所編 , メディックメディア ,（2016）.

18.『新体系 看護学全書 在宅看護論』第 4 版 , 河野あゆみ , メヂカルフレンド社 ,（2016）.

19. 全国社会福祉協議会「障害福祉サービスの利用について」（2018 年 4 月版）
https://www.shakyo.or.jp/news/pamphlet_201804.pdf

20. 厚生労働省社会・援護局「地域生活支援事業実施要綱」
https://www.mhlw.go.jp/bunya/shougaihoken/chiiki/dl/index01.pdf

21. 法務省「成年後見制度〜成年後見登記制度〜」
http://www.moj.go.jp/MINJI/minji17.html#a1

22.『Q & A と事例でわかる訪問看護 小児・重症児者の訪問看護』, 田中道子 前田浩利編著 日本訪問看護財団監修 , 中央法規出版 ,（2015）

23. 小児慢性特定疾病情報センター
https://www.shouman.jp/

《第 4 章》
1. 厚生労働省老健局老人保健課「在宅医療・介護連携推進事業について」
https://www.mhlw.go.jp/file/05-Shingikai-12301000-Roukenkyoku-Soumuka/0000077428.pdf

2. 公益財団法人 日本訪問看護財団「こんにちは！訪問看護です」
http://www.jvnf.or.jp/katsudo/kenkyu/27kenkyu/27sonpo.pdf

3. 首相官邸「往診・訪問診療とは」
https://www.kantei.go.jp/jp/singi/tiiki/kokusentoc_wg/hearing_s/150123 siryou02_2.pdf

4. NPO 法人「日本呼吸器障害者情報センター」J-BREATH（ジェイ・ブレス）
https://www.j-breath.jp

5.「ＳＧＨがん研究報告」2016 年度褒賞・研究助成

《おわりに》
1.『地域包括ケアシステム構築のためのヒント　私たちの街で最期まで―求められる在宅医療の姿』,日本在宅ケアアライアンス,（2017）.

2.『死、それは成長の最終段階―続　死ぬ瞬間』,エリザベス・キューブラー・ロス著　鈴木晶訳,中央公論新社,（2016）

著者プロフィール

齋藤泰子（さいとう　やすこ）

福島県生まれ。聖路加看護大学を卒業後、児童精神科の臨床と東京都保健師時代に地域看護・在宅看護を実践。順天堂医療短期大学専攻科（現順天堂大学看護学部）、群馬大学医学部看護学専攻、武蔵野大学看護学部（学部長）を歴任。2017 年から秀明大学看護学部教授。

鈴木育子（すずき　いくこ）

茨城県生まれ。看護専門学校を卒業後、臨床看護の経験を経て保健師資格、養護教諭免許を取得。医師会立訪問看護ステーションを開設し統括管理を務め、筑波大学大学院博士課程で学位を取得。2007 年看護大学教員。2018 年から秀明大学看護学部准教授。

梁原裕恵（やなはら　ひろえ）

熊本県生まれ。久留米大学医学部看護学科を卒業後、臨床看護師、保健師の経験を積み、2007 年看護大学教員。九州大学大学院医療経営・管理学専攻で専門職学位を取得。医療機関で訪問看護の経験を積み、2017 年から秀明大学看護学部講師。

柴野裕子（しばの　ゆうこ）

沖縄県生まれ。琉球大学医学部保健学科を卒業し、看護師、保健師、養護教諭一種免許を取得。千葉大学医学部附属病院等で臨床に携わり、のちに介護支援専門員の資格・修士（看護学）を取得。2017 年から 2020 年 3 月まで秀明大学看護学部助手として勤務。

やすらぎの在宅医療を求めて

あなたのまちの地域包括ケアシステム

令和 3 年 3 月10日　　第 1 刷発行
令和 3 年 3 月15日　　第 2 刷発行

著　者　齋藤泰子、鈴木育子、梁原裕恵、柴野裕子
発行人　町田太郎
発行所　秀明大学出版会
発売元　株式会社SHI
　　　　〒101-0062
　　　　東京都千代田区神田駿河台1－5－5
　　　　電　話　03-5259-2120
　　　　F A X　03-5259-2122
　　　　http://shuppankai.s-h-i.jp
　　　　印刷・製本　有限会社ダイキ